# MÉTHODES NOUVELLES

DE TRAITEMENT

DES

# MALADIES ARTICULAIRES

EXPOSITION ET DEMONSTRATION

Faites à Paris en 1858,

PAR

LE PROFESSEUR A. BONNET,

DE LYON,

Correspondant de l'Institut, Associé de l'Académie impériale de Médecine,
Correspondant de la Société de Chirurgie.

A PARIS,
CHEZ J.-B. BAILLIÈRE ET FILS,
LIBRAIRES DE L'ACADÉMIE IMPÉRIALE DE MÉDECINE,
RUE HAUTEFEUILLE, 19.

1859

Pendant longtemps, le traitement local des maladies articulaires n'a laissé au chirurgien d'autre alternative que l'emploi de moyens topiques qui se bornaient à modifier les fonctions et la structure de la peau, ou le choix d'opérations qui entraînaient des accidents graves, et laissaient après elles de tristes mutilations.

Il importait de sortir de cette voie stérile ou dangereuse et de trouver des méthodes plus efficaces que les topiques, les frictions et les douches, et qui permissent en même temps de conserver l'intégrité et les fonctions des jointures.

Ce progrès a été accompli, du moins dans une certaine mesure, pendant les vingt dernières années. Il a été la conséquence d'études sérieuses sur les altérations de forme, de rapports et de fonctions dont les jointures peuvent devenir le siége, et sur l'emploi de méthodes thérapeutiques propres à ramener les membres à leur direction normale, à en assurer le repos, et à régler, suivant les cas, l'exercice élémentaire ou l'exercice complet des mouvements.

L'ensemble de ces travaux fondés sur la base solide de l'anatomie et de la physiologie, a été favorisé par plusieurs découvertes modernes. La *méthode sous-cutanée* a fourni des moyens sûrs et innocents de vaincre les résistances opposées par les tendons et par les muscles; *l'éthérisation*, en permettant de faire mouvoir les jointures malades sans y provoquer de douleur, a rendu un service immense au diagnostic des lésions et au redressement des difformités; *les systèmes de bandages qui se moulent sur les formes du corps*, quoique primitivement inventés pour les fractures, ont permis de supprimer les pansements dont les attelles droites et inflexibles formaient la base, et d'assurer le repos des arthrites sans exercer de pressions douloureuses ; enfin la *cautérisation*, constituée dans ses principes et perfectionnée dans ses procédés, a fourni des moyens nouveaux de favoriser la résolution et l'organisation complète des tissus engorgés et fongueux.

Quoique l'école de Paris ait pris une part importante à la généralisation, au perfectionnement et à la diffusion de quelques-unes de ces découvertes, elle est restée étrangère à l'invention de la plupart d'entre elles. Le mouvement s'est accompli hors de son sein, en ce qui regarde les nouveaux systèmes de pansement et de cautérisation, les principes des redressements des membres dans les difformités articulaires, la rupture de l'ankylose, les tuteurs, et les appareils de mouvement. Il est résulté de cette direction scientifique un singulier contraste entre l'esprit de révision qui, à Lausanne, à Bruxelles, à Lyon, à Naples et à Berlin, présidait aux travaux de thérapeutique articulaire, et la conservation, à Paris, des traditions classiques, depuis la théorie, religieusement suivie, des causes de l'allongement et du raccourcissement dans les coxalgies par la répulsion et la luxation du fémur, jusqu'à l'absence de tout redressement et de tout appareil contentif ou moteur.

Dans cette situation, il importait d'abandonner la voie des publications dans les journaux et dans les livres, dont l'expérience prouvait toute la stérilité et de démontrer les méthodes nouvelles en présence des corps savants qui font autorité et desquels part toute publicité qui obtient quelque retentissement. Il importait plus encore d'employer publiquement ces méthodes, afin de mieux faire apprécier, le détail des procédés et les conséquences de leur application.

Ce sont ces motifs qui m'ont engagé à faire un voyage à Paris vers le milieu du mois d'août de cette année-ci. Grâce à la bienveillance dont j'ai été honoré, j'ai pu porter la parole successivement dans trois séances consécutives de l'Académie des Sciences, de l'Académie de Médecine et de la Société de Chirurgie, et j'ai consacré les deux jours suivants à des opérations publiques, dont deux, entre autres, ont été faites à la clinique de la Faculté sur des malades qui m'avaient été confiés par M. Adolphe Richard, qui remplaçait à cette époque le professeur Nélaton, et dont l'obligeance m'a été extrêmement précieuse.

Il m'a paru utile de rassembler en un seul fascicule tous les faits qui se rapportent à ce voyage et d'en compléter le récit en signalant les publications et les traitements dont mes mémoires et mes démonstrations ont été le point de départ. Ce récit permettra d'embrasser d'un coup d'œil rapide les travaux les plus récents sur les maladies articulaires, de juger, en partie du moins, par des faits soumis à un contrôle public, de l'utilité des méthodes nouvelles et des limites auxquelles se borne leur action; enfin d'apprécier les vues de plusieurs médecins distingués sur des questions bien anciennes, si l'on en juge par les écrits dont elles ont été l'objet, mais très-nouvelles, si on leur assigne pour date l'époque où elles ont commencé à fixer l'attention.

J'ose croire aussi que la forme que j'ai dû adopter, qui est celle d'une démonstration adressée à une réunion que l'on veut convaincre, et d'un échange d'explications, d'objections et de réponses, par lesquelles se traduit la vie des assemblées délibérantes, donnera à ce travail plus d'animation et d'intérêt que n'en comporte en général l'exposition de recherches spéciales et pratiques, comme celles qui sont traitées dans cet écrit.



Lyon, le 15 novembre 1858.

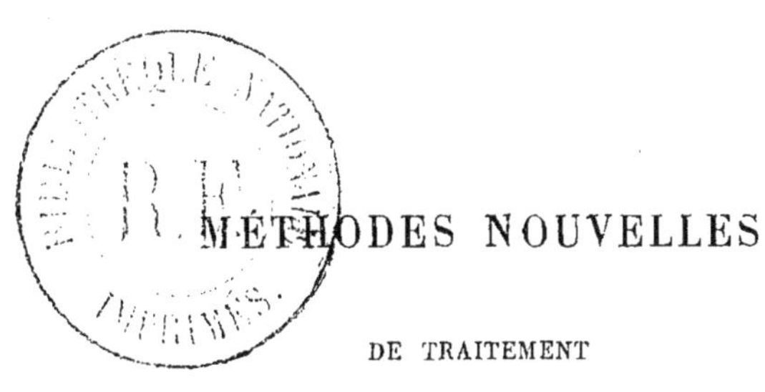

# MÉTHODES NOUVELLES

DE TRAITEMENT

DES

# MALADIES ARTICULAIRES

---

ACADÉMIE DES SCIENCES

---

SÉANCE DU 16 AOUT 1858.

---

## DU REDRESSEMENT IMMÉDIAT ET DE LA CAUTÉRISATION SOUS LE BANDAGE AMIDONNÉ DANS LE TRAITEMENT DES TUMEURS BLANCHES DES ARTICULATIONS.

Les vingt années qui viennent de s'écouler ont vu naître un grand nombre de travaux remarquables sur les maladies graves des articulations; et le traitement de ces lésions si longtemps négligées s'est enrichi de méthodes qui ont augmenté remarquablement la puissance de l'art.

Ces méthodes, associées aux traitements médicaux depuis longtemps connus, suffisent dans un grand nombre de cas simples; mais leur puissance n'est plus proportionnée aux difficultés à vaincre dans les tumeurs blanches : le traitement de ces lésions graves et complexes présente plusieurs indications que l'art ne peut remplir.

La science a donc besoin de nouveaux principes, qui, s'ajoutant à ceux déjà découverts, puissent permettre de compléter le cercle, cependant déjà très-étendu, des médications utiles. C'est pour satisfaire à ces exigences que je viens lire devant vous ce mémoire, dans lequel je me propose d'établir, dans leur généralité, les caractères, les procédés et les avantages de deux méthodes presque entièrement nouvelles, et, ce qui est plus important, d'une incontestable utilité : je veux parler : 1° du redressement immédiat des difformités dans les tumeurs blanches ; 2° de la cautérisation sous le bandage amidonné.

*Redressement immédiat.*

S'il est des tumeurs blanches dans lesquelles les os aient leur direction et leurs rapports normaux, il en est d'autres en grand nombre où les lésions articulaires coexistent avec des déviations et des luxations incomplètes. La prudence oblige quelquefois de respecter ces déformations et de ne faire aucune tentative de redressement et de réduction. L'âge avancé des malades, l'ancienneté des lésions, la solidité des adhérences, et surtout la complication de vastes dépôts et de déplacements pathologiques peuvent commander cette prudente réserve.

Mais lorsque des conditions différentes sont réunies, surtout lorsque l'âge des malades ne dépasse pas douze à quinze ans, il importe de replacer les membres dans une bonne direction. Comme je l'ai démontré surabondamment dans mes premiers écrits, on favorise de la sorte la résolution des engorgements, et on calme les douleurs. De plus, on prévient des infirmités capables, comme l'indique l'attention la plus superficielle, d'entraîner, même après la guérison, une claudication grave et incurable, et l'impossibilité de faire une marche prolongée.

Lorsqu'un redressement est ainsi indiqué, deux méthodes sont en présence : celle du redressement immédiat par une opération; celle du redressement lent et graduel par des machines.

La première méthode serait évidemment préférable, si on pouvait l'exécuter sans produire d'accident; car, tout en rendant à peu près inutiles les machines, toujours dispendieuses et difficiles à faire confectionner, elle réunirait la rapidité du résultat à la simplicité des moyens : mais l'on s'effraye involontairement en présence d'une entreprise aussi hardie; on se demande si l'on ne tente pas une œuvre impossible, et si le changement brusque d'une position vicieuse conservée depuis plusieurs mois et souvent depuis plusieurs années, ne provoquera pas d'atroces souffrances, momentanément masquées par l'anesthésie, mais qui ne tarderont pas à se reproduire, et à forcer de replacer le membre dans la situation vicieuse dont il aurait été si imprudemment éloigné.

Toutes ces craintes sont fondées, si le redressement est opéré suivant des méthodes mal conçues ou mal exécutées. Il n'en est plus de même lorsqu'on se guide sur des principes bien réfléchis et qu'on suit des procédés convenables.

Dans ces conditions, le redressement immédiat réussit toutes les fois que l'action des machines aurait été suffisante ; et dans les cas où ces dernières ne produiraient que des effets nuls ou incomplets, il peut encore atteindre le but ou s'en rapprocher notablement. L'essentiel est donc d'établir les règles qui doivent présider à son exécution.

1° Et d'abord il faut bien se rendre compte du but qu'on se propose. Ce but est facile à saisir, si l'on a affaire à un genou fléchi, à un pied renversé en dedans ou en dehors ; il est plus obscur dans les déformations de la hanche. Les praticiens continuent à croire qu'il s'agit alors de faire cesser l'allongement ou le raccourcissement du membre malade, de tirer sur le membre le plus court, et, s'il y a luxation, de faire rentrer la tête du fémur dans le cotyle qu'elle aurait abandonné. Il n'y a dans toutes ces opinions que des conséquences fausses déduites de faits mal observés. Comme je l'ai prouvé, dès mes premiers écrits sur les maladies articulaires, le traitement orthopédique se réduit à faire cesser la flexion ou l'une des inclinaisons latérales de la cuisse sur le bassin, et, s'il y a luxation, à faire descendre la tête du fémur au bas de l'acétabulum, dont elle occupe la partie supérieure devenue plus élevée par une ulcération profonde.

2° Le but une fois déterminé, il s'agit de connaître les moyens de l'atteindre. Or, la règle essentielle et générale, c'est qu'il faut, avant tout, assouplir la jointure, et, pendant l'anesthésie, lui rendre complètement sa mobilité. Ceux qui procèdent sans cette préparation au rétablissement de la rectitude tentent des efforts impuissants, s'ils agissent avec modération; ils s'exposent à fracturer les os, s'ils procèdent avec violence.

La nécessité de cet assouplissement préalable a été comprise, en ce qui regarde le genou, par Dieffenbach, qui fléchissait fortement la jambe avant de procéder à l'extension, et par M. Palasciano, de Naples, qui a ajouté la section du triceps fémoral à la méthode du chirurgien de Berlin.

Mais ces auteurs ont borné leurs opérations à l'ankylose angulaire du genou; ils n'ont pas étendu la flexion préalable à toutes les jointures; et surtout ils n'ont pas vu qu'il s'agit moins, pour rompre les adhérences, d'exagérer une fois la flexion, que de procéder par une série alternative de flexions et d'extensions, douces, graduées, et allant jusqu'à la limite extrême des mouvements naturels. Dans ces efforts graduels et ménagés, plusieurs minutes s'écoulent quelquefois avant qu'aucun mouvement ait été obtenu ; les frottements deviennent ensuite de plus en plus sensibles, et, après des manœuvres qui se prolongent quelquefois pendant un quart d'heure à demi-heure, et dans lesquelles on passe successivement en revue tous les mouvements normaux, on rend la mobilité à une jointure qui semblait complètement ankylosée.

Le secret du redressement immédiat est dans l'assouplissement préalable. Cet assouplissement doit être obtenu avant tout. C'est faute d'en connaître l'importance ou de savoir l'exécuter que la plupart des opérateurs échouent dans les difformités anciennes, surtout dans celles de la hanche. Si on ne peut l'obtenir, il faut renoncer au redressement et ne point passer outre.

3° Les adhérences rompues, la mobilité rétablie, on peut procéder au redressement des difformités et à la réduction des déplacements. Des tractions et des pressions convenables suffisent alors; le succès est en raison de la mobilité préalablement obtenue. Ici, des sections tendineuses, sous-cutanées, trouvent naturellement leur place, surtout au pied et au genou.

Il importe de ne pas s'arrêter sans avoir tenté des efforts persévérants. Souvent plus d'un quart d'heure de traction et de pression est nécessaire pour obtenir la rectitude désirée.

4° Quand le membre sur lequel on opère a repris autant que possible une bonne direction, il ne s'agit plus que de l'assujétir dans sa position nouvelle avec des précautions capables de prévenir autant que possible les douleurs consécutives. On peut employer, dans cette intention, les gouttières en fil de fer recuit, convenablement matelassées. Mais ces gouttières ne sont point indispensables, et il est préférable d'employer un bandage ouaté, cartonné, et amidonné. Ce bandage réussit admirablement à prévenir le retour de la difformité et à empêcher le développement de toute inflammation.

Cette proposition ne saurait être suspecte de partialité, puisque je parle d'une méthode contentive dont je ne suis pas l'inventeur, et que je me borne à confirmer les assertions de M. Seutin, de Bruxelles, qui a fait faire un pas si remarquable à la thérapeutique des maladies articulaires par l'invention et la généralisation du bandage amidonné.

Il importe toutefois de bien établir que ce bandage ne prévient les douleurs que peuvent entraîner des redressements et des réductions, qu'autant qu'il embrasse non seulement l'articulation malade mais les articulations placées au dessus et au dessous, et qu'il se compose d'une couche épaisse de coton, et d'attelles en carton mouillé maintenues par des bandes enduites de substances agglutinatives. Il est indispensable aussi de lui donner une solidité immédiate.

Pour remplir cette dernière indication, j'ai remplacé les attelles en carton sec de M. Seutin par des attelles en fil de fer recuit. Cette modification mérite d'être adoptée; car ces attelles prennent aisément la forme qu'on leur donne, et, quand on les a placées sur deux ou sur trois côtés d'un membre, elles maintiennent avec sûreté la direction qu'elles ont reçue.

5° L'opération terminée, les douleurs se font sentir assez vivement pendant quelques heures; mais elles se dissipent, en général, au bout d'un jour ou deux ; les enfants sont même si rapidement soulagés, qu'on peut les transporter à une grande distance au bout de trois ou quatre jours, pourvu, toutefois, qu'ils n'aient subi aucune section sous-cutanée : le transport serait imprudent après cette dernière opération.

6° Le bandage amidonné doit être laissé en place pendant trois à quatre semaines. Au bout de ce temps, on l'enlève, on visite les parties malades, et l'on s'occupe de perfectionner le redressement, s'il est incomplet, et, dans tous les cas, de prévenir le retour de la difformité, qui conserve longtemps de la tendance à se reproduire. Pour remplir ces indications, on peut appliquer de nouveau des bandages inamovibles ou les appareils ordinaires de redressement, qui complètent sans peine une rectitude qu'ils auraient été impuissants à produire.

Après avoir remédié aux imperfections de la forme, il importe de se préoccuper de la fonction. Dès lors, si toute mobilité n'est point perdue, on s'applique à la rétablir dans son état normal, par des manipulations chez les enfants, et par l'usage des appareils de mouvement chez les adultes.

Dans tous les cas, des tuteurs convenables doivent empêcher le retour de la difformité pendant la station et pendant la marche.

Dès l'année 1840, je rendais sans retard une

bonne direction aux jointures déformées dans les arthrites aiguës et je trouvais dans ce redressement et cette immobilité le plus sûr moyen de calmer les phénomènes inflammatoires. Mais je ne réussissais, à cette époque, que dans les lésions récentes, sans traces d'adhérences solides. Bien que l'on connût les sections des tendons et des muscles et que M. Jules Guérin eût tracé les règles générales qui doivent présider à leur exécution, j'avouais mon impuissance dès qu'il y avait ankylose fibreuse et même cette demi-fixité qui accompagne les tumeurs fongueuses. Depuis, sont venues : la découverte de l'éthérisation ; les méthodes de MM. Dieffenbach et Palasciano pour la rupture de l'ankylose du genou ; les innovations de MM. Mayor, Seutin, et Velpeau dans les bandages qui se moulent sur les formes du corps. J'ai mis tous ces travaux à profit ; et en y ajoutant le résultat de mes propres recherches, je suis arrivé, depuis cinq ans, à opérer le redressement immédiat d'après les principes exposés plus haut. J'ai appliqué ce mode de redressement aux pieds-bots par rétraction musculaire, aux difformités rachitiques des genoux, aux ankyloses fibreuses ; enfin aux tumeurs blanches rhumatismales ou scrofuleuses en voie d'accroissement ou de résolution, que la maladie siégeât au pied, au genou, au coude, ou à la hanche.

L'ensemble de ces opérations s'élève à plus de deux cents ; et dans ce nombre, approximatif il est vrai, j'estime que les opérations faites pour des difformités avec graves lésions des jointures sont au moins de soixante.

L'on ne s'étonnera pas de ce nombre, qui peut sembler exagéré, si je dis que, dans les quatre mois qui viennent de s'écouler, j'ai opéré le redressement immédiat huit fois à la hanche seulement, pour ces coxalgies qu'on a l'habitude de désigner sous le nom de luxations spontanées.

Le résultat général de mes observations peut se résumer en disant : que dans la jeunesse et surtout dans l'enfance le redressement immédiat appliqué à propos, convenablement exécuté, et suivi de tous les moyens complémentaires, est admirable de simplicité dans les suites et de perfection dans les résultats.

Mais, comme on le pense bien, ces avantages font défaut dès qu'une ou plusieurs des conditions exigées pour la solution du problème vient à manquer. Ainsi, on ne peut espérer de réussir dans des ankyloses devenues osseuses ou des ankyloses maintenues par des tissus fibreux très-résistants et dont la formation a coïncidé avec des ulcérations profondes des os. Un âge avancé est un obstacle insurmontable au succès, et l'on n'a que des chances douteuses de réussite, chez des sujets de trente à quarante ans. Des douleurs prolongées se font sentir, si les parties saillantes des os n'ont pas été recouvertes d'enveloppes protectrices assez douces et assez épaisses, ou si, par un mode vicieux de contention, on n'a pas assuré le repos le plus complet des parties opérées.

A plus forte raison doit-on craindre des accidents lorsque, après les nombreuses et profondes sections sous-cutanées qui peuvent être indispensables, on a laissé pénétrer l'air, ce qui est d'autant plus à craindre, que les mouvements qu'on imprime aux os après ces sections peuvent produire de véritables aspirations gazeuses.

Je ne dis pas que je me sois toujours mis à l'abri de ces fautes, ou que j'aie toujours prévenu ces accidents. Si je le disais, je supposerais que des opérations aussi complexes ont été créées de toutes pièces, et exécutées sans incertitude et sans erreur, ce qui est impossible. Mais, ce que je puis assurer, c'est que les accidents dont je parle sont très-exceptionnels ; ils dépendent de fautes imputables à l'artiste et non à l'art ; et en tenant compte des préceptes formulés plus haut, on peut toujours les éviter et réussir, sinon complètement, au moins dans la mesure d'une très-grande utilité.

*De la cautérisation sous le bandage amidonné.*

Nous n'avons envisagé, jusqu'à présent, qu'un problème mécanique. On comprend que sa solution puisse suffire dans des difformités simples, comme les pieds-bots ou les genoux en dedans. Mais qu'en attendre dans les maladies telles que les tumeurs blanches, que nous avons surtout en vue? Le redressement a bien l'avantage, une fois le malade guéri, de lui donner un membre bien conformé et propre à remplir ses fonctions; il enlève bien la cause d'inflammation et de douleur que produit la torsion d'une jointure, et l'expérience prouve que, lorsqu'il a été opéré, on observe une tendance notable vers l'amélioration, sous le rapport des souffrances et de l'engorgement; mais il ne tend pas directement à guérir la maladie elle-même, et il n'a aucun rôle à remplir dans les tumeurs blanches avec conservation parfaite de la rectitude des os, cas très-rare à la hanche et au pied, mais assez fréquent au genou et au poignet.

Il faut cependant agir sur la maladie elle-même, résoudre les engorgements, favoriser l'organisation des fongosités, donner issue à la suppuration. C'est pour atteindre ce but que j'ai institué la seconde méthode, sur laquelle je désire appeler votre attention, savoir : la cautérisation sous le bandage amidonné.

Je suppose, d'abord, le cas où la lésion articulaire est sans suppuration.

Deux méthodes principales sont alors en présence : les cautérisations révulsives, la compression réunie à l'immobilité.

L'emploi des cautérisations révulsives est très-répandu dans la pratique. Il s'appuie sur les préceptes d'un grand nombre d'auteurs, sur l'application de règles généralement admises, enfin sur des observations, choisies sans doute, mais d'une incontestable autorité.

Malheureusement les faits encourageants sont en faible proportion. Il n'est personne qui n'ait vu l'accroissement des douleurs et des inflammations sous l'influence du feu et des caustiques, ou, ce qui est plus ordinaire encore, qui n'ait constaté l'absence de tout résultat, l'impuissance la plus complète. D'une autre part, si l'immobilité réunie à la compression prévient ou dissipe les douleurs, elle ne produit que dans des cas exceptionnels un soulagement durable.

En réfléchissant aux avantages et à l'insuffisance de ces deux méthodes isolées, j'ai pensé qu'il serait utile de les associer et, par suite, de pratiquer la cautérisation sous le bandage amidonné. Je voyais dans cette combinaison la possibilité d'abréger des traitements toujours fort longs, d'assurer l'effet des caustiques par le repos, et celui du repos par les caustiques.

Pour cautériser la peau, je me suis borné habituellement à l'emploi de la potasse ou du chlorure de zinc. Parmi les effets de la cautérisation par la potasse sous le bandage amidonné, il en est deux surtout qui me paraissent dignes de remarque : je veux parler de l'absence presque constante de douleurs et du peu d'abondance de la suppuration.

L'absence de douleurs a été telle, que des malades auxquels j'avais appliqué jusqu'à six pastilles de potasse ne se sont pas doutés qu'on eût laissé sous le bandage une substance quelconque. Depuis l'époque où j'ai fait connaître cette observation, M. Palasciano, de Naples, en a constaté la justesse sur six malades.

L'absence presque complète de suppuration a été aussi constante que celle des douleurs ; mais, comme elle paraît tenir à l'absence du contact de l'air, et de toute transition de température, elle n'est très-manifeste que jusqu'à l'époque du premier pansement.

Ces phénomènes particuliers ne s'observent plus au même degré, si l'on cautérise avec le chlorure de zinc. Les douleurs locales et la suppuration peuvent bien être diminuées alors par l'enveloppe protectrice et par le repos que procure le bandage inamovible ; mais elles ne diffèrent qu'exceptionnellement de ce qu'elles sont dans les conditions ordinaires.

Grâce au repos complet au milieu duquel les révulsifs agissent sur la peau et le tissu cellulaire, l'inflammation locale qu'ils produisent ne se propage pas aux synoviales malades, ainsi qu'on le voit souvent lorsque les os sont abandonnés à leurs mouvements naturels. Dès lors, ces révulsifs peuvent être employés avec énergie, et l'on peut en recouvrir toutes les parties tuméfiées dont on veut exciter la résolution. La potasse, dont on applique 6 à 8 pastilles environ, me paraît préférable dans les lésions de gravité médiocre. Si les fongosités sont considérables, molles, et paraissent infiltrées de pus, je préfère les bandelettes de chlorure de zinc placées sur les lignes noires qu'on a tracées avec le caustique de Vienne.

Quel qu'ait été le choix du caustique, il importe que le bandage s'étende assez loin pour procurer une immobilité absolue et une enveloppe protectrice complète : par exemple, après une opération sur le genou, il doit se prolonger depuis l'extrémité du pied jusqu'au bassin, et dès lors, immobiliser le pied et la hanche. Sans ces précautions, il n'apaisera pas les douleurs et il ne préviendra pas l'inflammation articulaire autant qu'il est permis de l'espérer.

Les cautérisations révulsives ne sont plus suffisantes lorsque la suppuration existe dans la membrane synoviale, et qu'elle s'est fait jour au dehors par des trajets fistuleux, encore sous-cutanés ou complètement ouverts. La cautérisation doit porter alors sur les parties malades elles-mêmes, ou tout au moins sur les extrémités des canaux qui conduisent le pus au dehors. On doit toujours donner, dans ces cas, la préférence au fer rouge ou mieux au chlorure de zinc qui, non-seulement détruit la peau, mais les parois des abcès, et qui détermine des eschares à la chute desquelles on voit habituellement des plaies vermeilles disposées à la cicatrisation.

Ces cautérisations profondes, comme toutes les méthodes énergiques, ne sont pas exemptes d'inconvénients et ne sont utiles qu'à de certaines conditions. Ainsi il est dangereux de les entreprendre chez des malades avancés en âge, ou même chez de jeunes sujets d'une constitution tuberculeuse. Il importe de ne pas pénétrer, à leur aide, dans de vastes dépôts froids, pour lesquels les injections iodées sont préférables, ou de ne pas intéresser des muscles dont les contractions involontaires tiraillent les eschares et produisent des hémorragies : il faut les réserver aux enfants et aux jeunes gens qui ont conservé une certaine vigueur et dont les suppurations articulaires, associées à des productions de fongosités et de tissus fibreux, se dirigent vers la peau, en formant des collections peu volumineuses et rapprochées de leur point de départ.

Cependant, que l'on ait pratiqué la cautérisation révulsive ou la cautérisation directe, l'action physique qu'on exerce est secondaire, puisqu'elle se borne à favoriser l'évacuation du pus. Les phénomènes réparateurs qu'elle tend à provoquer, sont les plus essentiels. Or, ces phénomènes supposent, par dessus tout, une amélioration dans la santé, sans laquelle toute guérison est impossible.

Les actes qui favorisent le rétablissement des forces ne sont point inconciliables avec la cautérisation sous le bandage amidonné. Si l'on s'est contenté de la potasse, les malades peuvent, au bout de quelques jours, se promener comme si l'on eût appliqué, à la manière de M. Seutin, un simple bandage inamovible. Si l'on s'est servi du chlorure de zinc, on peut encore les transporter dans un milieu salubre, à la campagne par exemple, avantage notable dont j'ai profité, surtout chez les enfants, et qui m'a permis d'obtenir, dans la pratique civile, des succès bien plus constants et plus rapides que dans les hôpitaux.

J'ai commencé, au printemps 1857, les cautérisations ainsi associées à l'immobilité et à l'abri du contact de l'air. Les résultats m'ont paru très-encourageants dès le début. Les faits que j'ai recueillis depuis cette époque, et qui s'élèvent au moins à soixante, m'ont confirmé dans mes premières impressions.

Lorsque les tumeurs fongueuses ne contenaient point de pus, j'ai vu changer complètement leur marche : la diminution régulière de tous les symptômes, et, en particulier, des douleurs, du gonflement et de la raideur, a remplacé l'accroissement progressif qui suit l'emploi des applications variées qui forment encore la base de la pratique ordinaire, et l'état stationnaire trop souvent observé après l'enlèvement des bandages inamovibles.

Ces effets ont été plus remarquables encore dans les tumeurs blanches avec suppuration. Je n'ai réussi, il est vrai, qu'exceptionnellement à la hanche. Il a fallu que les sujets fussent jeunes, les abcès uniques et peu considérables. Dans les conditions contraires, les malades ont continué à languir ou ont fini par succomber. Mais au pied et au genou, il n'en a plus été de même. J'ai pu guérir ou améliorer à un degré voisin de la guérison, dans les quinze mois qui viennent de s'écouler, trois tumeurs blanches du pied, autant du genou et une du coude, toutes avec abcès multiples provenant des jointures, et dans des conditions qui, d'après les vues qui dirigent habituellement les chirurgiens, auraient entraîné une amputation, au moins dans les hôpitaux.

Ce n'est pas en quelques semaines que l'on réussit dans ces cas difficiles : il faut une longue série de mois avant que la marche soit possible et que la cicatrisation soit complète. Le traitement débute par une première opération, qui comprend tout à la fois : un redressement, si le membre est dévié et qu'il n'y ait pas une ankylose à respecter ; une cautérisation en rapport avec la nature des lésions ; et enfin l'application d'un bandage inamovible. Puis viennent, pendant six semaines à deux mois, des renouvellements de bandage répétés aussi souvent que la propreté l'exige, et pendant lesquels de nouvelles cautérisations sont quelquefois nécessaires. Plus tard, la cicatrisation exigeant des pansements répétés et des applications diverses, celle de pommade iodée par exemple, on maintient les membres dans les gouttières qui les immobilisent, tout en laissant à nu les parties malades ; on ne néglige pas les traitements qui agissent sur la constitution, et l'on termine par l'usage de tuteurs portatifs qui se placent et s'enlèvent à volonté et qui sont indispensables pour soutenir les membres, qui restent longtemps trop faibles pour se passer d'appui.

De la sorte, l'on agit simultanément sur tous les éléments du mal : sur les difformités, par le redressement immédiat ; sur les engorgements, par la cautérisation révulsive ; sur les abcès et les trajets fistuleux, par la cautérisation directe ; sur les douleurs et l'inflammation, par l'immobilité ; et enfin, sur la santé générale, par le rétablissement de la marche et de la promenade au grand air.

Tout cet ensemble de médication entraîne quelques dépenses, suppose le concours d'artistes habiles, comme celui que j'ai trouvé chez M. Blanc, mécanicien-orthopédiste à Lyon ; il exige beaucoup de temps et beaucoup de soins: mais enfin il conduit à un but d'une haute importance, comme il me serait aisé de le prouver par le détail des observations auxquelles je faisais allusion plus haut, et que les bornes naturelles de ce travail m'empêchent seules de reproduire.

Les faits qui démontrent la possibilité d'éviter des amputations sont ceux que je voudrais surtout mettre en évidence, parce qu'ils peuvent plus que tous les autres mettre en évidence les avantages des méthodes que je préconise.

Je n'ignore pas, du reste, que ce ne sont pas des mémoires qui suffiront pour démontrer que mes assertions ne sont pas exagérées : on ne peut convaincre que ceux qui voient et qui, ayant imité, ont réussi à leur tour. Cette conviction, née d'une observation impartiale, je l'ai communiquée à plusieurs de mes confrères, parmi lesquels je citerai M. Philipeaux, qui a opéré par le redressement immédiat et par la cautérisation sous le bandage amidonné, trois coxalgies avec succès; et surtout M. Valette, chirurgien en chef de la Charité de Lyon, qui, à la tête d'un nombreux service d'enfants, applique journellement, depuis plusieurs mois, les méthodes dont ce mémoire expose les règles et les résultats généraux.

Je fais des vœux pour que l'exemple de ces jeunes chirurgiens soit imité; et, à ce sujet, je ne peux m'empêcher d'exprimer le désir que, parmi les médecins qui complètent leurs études, il y en ait qui veuillent bien suivre, dans les hôpitaux de Lyon l'ensemble de notre pratique sur le traitement des maladies articulaires. Ce n'est pas une visite d'un jour ou deux que nous leur demanderions, car cette observation superficielle ne porterait pas plus la lumière et la conviction dans leurs esprits que ne peuvent le faire les indications rapides auxquelles nous sommes obligé de nous borner ici; il faudrait un séjour de plusieurs mois pour apprécier l'ensemble des procédés et en suivre les résultats.

Je serais heureux si le mémoire que j'ai l'honneur de lire pouvait provoquer cette vérification. Faite avec l'attention nécessaire, elle contribuerait sans doute à répandre des méthodes qui doivent entrer un jour, comme la lithotritie et les sections tendineuses, dans la pratique générale, dont la diffusion rendrait des membres valides à une multitude d'estropiés, et qui éviterait à d'autres de dangereuses et funestes mutilations.

---

Une heure et quart de la séance ayant été consacrés à la lecture du procès-verbal, de la correspondance, et à un rapport fait par M. Pouillet, je me trouvai dans l'impossibilité de lire tout le travail que j'avais préparé. Arrivé à la fin de la première partie, celle qui a trait au redressement immédiat, je crus convenable d'interrompre ma lecture et de procéder à la démonstration des pièces que j'avais apportées. Voici ce que j'ajoutai de vive voix :

Pour justifier les assertions que je viens d'émettre, je crois devoir faire passer sous les yeux de l'Académie, des photographies et des moules en plâtre pris avant et après le traitement.

Voici le moule (1) du pied gauche d'un homme de trente-cinq ans; la difformité est extrême : le pied est porté dans l'extension, en même temps qu'il est tourné en dedans ; l'avant-pied et les orteils, entraînés dans le même sens sont fléchis et violemment contournés. Le malheureux sur lequel ce moule a été pris, souffrait de cette infirmité depuis l'âge de quinze ans, et depuis quatre mois il n'avait pas quitté le lit ou la chaise longue sur lesquels le retenait une ulcération des parties externes qui soutenaient habituellement le poids du corps.

En voyant ce malade, au mois de juin de l'année dernière, j'éprouvai une grande commisération et une grande incertitude. J'étais effrayé devant l'idée de redresser un pied si difforme, dont toutes les pièces semblaient ankylosées les unes avec les autres, et qui conservait depuis vingt ans sa direction vicieuse. Je me rappelais les insuccès que j'avais éprouvés lors des débuts des sections ten-

(1) Je reproduis mes dissertations orales sous la forme que j'ai employée lorsque j'avais sous la main les sujets de démonstration. En l'absence de ces objets, la forme qui les suppose présents pourra sembler étrange : je l'ai conservée cependant, parce qu'elle me semble plus propre que toute autre à faire revivre l'intérêt et l'animation des séances.

dineuses, quand j'avais abordé des problèmes analogues, quoique moins difficiles.

D'un autre côté, je me représentais l'accablement du malade, encore plein de jeunesse et de vigueur, si je venais à lui déclarer qu'il n'avait aucun espoir de sortir du lit de douleur dans lequel il languissait depuis si longtemps. Je repassais aussi dans mon esprit toutes les ressources nouvelles dont je pouvais disposer, telles que les sections sous-cutanées prolongées jusqu'aux os, la rupture des ankyloses, le redressement immédiat, le bandage amidonné.

Ces motifs de crainte et d'espérance furent agités dans une consultation, et je rentrai auprès du malade toujours incertain sur le parti à prendre : je craignais d'accabler par mon refus un homme déjà trop éprouvé, et je ne voulais pas m'engager témérairement dans une entreprise impossible.

Obligé cependant de parler, je commençai par exposer au malade toutes les difficultés que présenterait la cure de son infirmité. Si l'on tente cette entreprise, lui dis-je, il vous faudra au moins six mois de traitement. A ces mots qui renfermaient dans ma pensée un motif indubitable de découragement, le malade se jeta à mon cou, et m'embrassant avec effusion : « Il ne faut que six mois, dit-il, six mois! mais ce n'est rien pour moi qui souffre depuis vingt ans! Je vous donne un an, deux ans si vous le voulez. » En présence d'une décision aussi ferme, toutes mes incertitudes cessèrent, et nous fixâmes au lendemain l'opération qu'appelait avec tant d'impatience celui qui devait en être le sujet.

Je ne décrirai point cette opération avec détail : je me bornerai à dire qu'elle consista dans l'application de toutes les règles que j'ai exposées précédemment. Je pratiquai d'abord la section des tendons et des muscles dans toutes les parties rétractées, (ces sections furent au nombre de quatre, et trois comprirent toutes les parties molles situées entre la peau et les os, au-dessous de la malléole interne, à l'union de l'avant-pied et de l'arrière-pied et à l'origine des orteils). Toutes les adhérences osseuses furent ensuite rompues; on entendit, dans toutes les jointures, des craquements, indices de l'ulcération des cartilages, et le pied put alors être redressé à un degré assez voisin de sa direction normale. Le bandage amidonné, fortifié par des treillis de fil de fer, fut laissé en place pendant deux mois, sauf quelques réapplications rendues nécessaires par la propreté. Au bout de ce temps, on passa à l'usage des appareils de mouvement.

J'ai l'honneur de faire fonctionner sous vos yeux ces appareils. Vous voyez comment, avec celui qui est destiné aux mouvements de flexion et d'extension, on relève et on abaisse alternativement la pointe du pied, et comment l'on peut dès lors rétablir peu à peu le jeu des articulations, faire cesser les craquements dus aux rugosités des surfaces, et compléter le rétablissement d'une bonne direction.

L'on n'agit pas avec moins de puissance sur les mouvements de rotation en dedans et en dehors, à l'aide du second appareil que j'ai l'honneur de vous montrer, et que vous voyez produire si aisément la rotation du pied sur son axe antéro-postérieur. A partir de l'enlèvement du bandage amidonné, notre malade se servit de ces deux appareils, matin et soir, pendant une durée croissante d'une demi-heure à deux heures; et dans l'intervalle de ces mouvements passifs, il se plaça toujours dans un appareil de redressement.

Trois mois après l'opération, le pied avait une rectitude complète; il reposait sur la base, et toutes les plaies étaient cicatrisées.

Le moule que je fais passer sous vos yeux montre toute la perfection du résultat obtenu; et telle est la différence qui sépare ce plâtre de celui qui représente le pied difforme, qu'on se demande s'ils appartiennent réellement l'un et l'autre au même individu. L'identité n'est cependant pas douteuse, comme vous pouvez vous en convaincre en retrouvant sur le pied redressé les cicatrices des plaies situées sur son bord externe, et en voyant sur le second orteil la trace de l'absorption osseuse suite des pressions auxquelles il avait été soumis pendant de longues années.

Le résultat actuel est cependant bien supérieur à celui que nous vous démontrons. Pendant un an le malade n'a cessé de faire usage de ses appareils de mouvement matin et soir, et toujours il a maintenu par des tuteurs la bonne direction de son pied. Il marche depuis huit mois avec autant de fermeté et pendant aussi longtemps que s'il n'avait jamais éprouvé la moindre altération.

Cet exemple est tellement frappant qu'il me dispense d'en citer d'autres en ce qui regarde le pied; mais pour établir les propositions générales que j'ai émises, j'ai besoin de citer des faits appartenant à des difformités du genou et de la hanche. Je fais passer sous vos yeux des photographies représentant les malades avant et après leur traitement. J'ai eu soin de lier ces photographies de manière à ce que les deux états que je veux comparer soient en présence l'un de l'autre. La première photographie représente deux genoux en dedans chez un adulte; la seconde, une tumeur blanche du genou avec flexion, abduction, et luxation de la jambe en arrière; la troisième, une coxalgie avec raccourcissement. Les photographies faites après le traitement vous montrent que les malades ont recouvré la rectitude de leurs membres, ou que, s'il reste quelques nuances de leurs déformations, ces nuances sont peu perceptibles.

M. Flourens, *Secrétaire perpétuel* :

« Ce n'est pas la première fois que je constate les résultats remarquables obtenus par M. Bonnet. J'ai vu un jeune homme de 15 ans qui lui a été confié il y a un an environ : son pied était tourné en dehors; la malléole interne faisait en dedans une saillie si considérable, que l'on pouvait croire à une luxation du tibia. J'ai vu l'enfant il y a quelques mois : le redressement de son pied est parfait. »

M. Bonnet : Je n'ai pas mentionné ce fait dans mon travail, afin de ne pas fatiguer l'attention de l'Académie par des détails trop multipliés ; mais puisque M. Flourens veut bien vous entretenir de la cure que j'ai obtenue sur un malade qu'il m'avait fait l'honneur de me confier, je vais faire passer sous vos yeux les moules de ce pied, pris avant et après le traitement. Vous voyez sur le premier moule une difformité inverse de celle que je vous ai montrée précédemment; et sur le second, la preuve du redressement obtenu. Ici, le rétablissement de la marche a laissé quelque chose à désirer, parce que la difformité était compliquée de paralysie, et que, malgré les moyens dirigés contre cette complication, la faiblesse musculaire a persisté en partie.

# ACADÉMIE IMPÉRIALE DE MÉDECINE.

---

SÉANCE DU 17 AOUT 1858.

---

## DES APPAREILS DE MOUVEMENT DANS LES DÉVIATIONS DE LA TAILLE ET LES DYSPNÉES QUI EN SONT LA CONSÉQUENCE.

Malgré des travaux nombreux et des tentatives variées, les déformations de la taille restent souvent incurables, ou ne sont améliorées que partiellement et pendant un temps très-court. Cette impuissance de l'art s'observe surtout dans les déviations du rachis très-prononcées et très-anciennes.

Elle tient alors à la complexité des lésions tout à la fois articulaires et osseuses, qui se composent de torsions multiples associées à des inflexions latérales; elle tient à l'impossibilité d'agir sur des os nombreux profondément situés, se protégeant les uns les autres, et embrassant des organes importants que l'on ne peut condamner à l'inaction; elle dépend beaucoup aussi de la roideur qui se produit, avec l'âge, dans les articulations de la colonne vertébrale et des côtes. Cette roideur accroît les difficultés du traitement jusqu'au point de les rendre insurmontables après l'adolescence, et elle produit ces oppressions si graves, si fréquemment mortelles, qui font, qu'après la quarantième année, les déviations prononcées de la poitrine ne sont plus de simples difformités, mais de graves lésions. L'étude scientifique de cette ankylose incomplète a été négligée aussi bien que son traitement : je viens m'appliquer, dans ce mémoire, à en faire connaître les caractères, le diagnostic et la thérapeutique spéciale.

*Roideur de la colonne et de la poitrine dans les déviations de la taille.*

Si l'on examine un enfant de six à huit ans, dont le rachis commence à se dévier, et qui ne présente encore que la courbure primitive; si on lui recommande de prendre diverses attitudes pendant que son corps est à nu, on est frappé de voir comment ses apophyses épineuses se meuvent sous la peau. Se penche-t-il d'un côté, l'ensemble de la colonne se courbe dans le même sens. Fait-il des efforts d'équilibre qui exigent le redressement de sa courbure, l'incurvation disparaît, et peut même être remplacée momentanément par une courbure inverse.

Ces signes démontrent la conservation de la mobilité; mais ils ne s'observent que dans des circonstances exceptionnelles : à peine les retrouve-t-on une fois sur dix dans les cas pour lesquels on est consulté. Observez des déviations qui datent de plusieurs années et qui offrent trois courbures, l'une primitive et les deux autres de compensation, et vous trouverez une roideur, une ankylose même dans toute la région dorsale ; le cou et les lombes conserveront seuls leur souplesse. Que le malade se plie dans un sens ou dans un autre, qu'il élève un bras, qu'il porte un fardeau, la déformation du rachis ne sera point modifiée, et l'on retrouvera les apophyses épineuses conservant entre elles des rapports toujours les mêmes.

Ce que nous disons de la colonne s'applique également à la poitrine. Tandis que, chez les enfants affectés d'une déviation commençante, les côtes exécutent des mouvements faciles à reconnaître, et que des pressions exercées avec les mains suffisent pour enfoncer celles qui sont saillantes, il vient une époque où l'on n'aperçoit plus dans la respiration qu'un soulèvement général de la poitrine, et où les pressions les plus énergiques sont impuissantes à produire dans cette partie du tronc le plus léger changement de forme.

Cette gêne évidente dans les mouvements d'expansion et de resserrement de la cage thoracique entraîne, même avec l'intégrité des poumons, une dyspnée, quelquefois obscure, mais toujours rendue évidente par la lecture à haute voix ou par une course faite avec rapidité sur un terrain horizontal, ou avec lenteur sur un terrain montueux.

Ce ne sont pas des maladies primitivement développées dans les articulations auxquelles il faut attribuer cet affaiblissement de la mobilité : la cause de la roideur est dans la difformité d'abord, dans l'immobilité ensuite.

Altérées dans leur direction par la torsion de la poitrine, les côtes sont en outre rapprochées du côté concave, éloignées du côté convexe de l'incurvation rachidienne. Par suite de ces changements de direction et de rapports, elles deviennent incapables des mouvements alternatifs d'élévation et d'abaissement qui sont nécessaires au jeu normal de la respiration. Leurs articulations subissent aussi les changements que l'on a surtout étudiés dans les jointures des membres devenus immobiles; les cartilages s'absorbent, les surfaces deviennent inégales, et les ligaments acquièrent une roideur de plus en plus grande.

De cette action simultanée de la déformation et de l'immobilité résulte cette conséquence que, pour rendre un jeu libre aux os du tronc dans les déviations de la taille, il ne faut pas se contenter d'agir sur la direction vicieuse par des pressions ou des tractions prolongées, mais qu'il faut faire mouvoir avec persévérance les os dont le jeu est depuis longtemps ralenti ou supprimé.

Les moyens connus de remplir cette dernière indication, la seule que j'aie en vue dans ce mémoire, sont les efforts spontanés rendus plus énergiques par la gymnastique, ou les pressions exercées avec les mains. Mais les mouvements spontanés s'accomplissent dans les parties saines et non dans les parties enroidies; dans les lombes, par exemple, et non dans la poitrine anciennement déformée. Les efforts exercés avec les mains ne sont pas plus efficaces; car dans les cas que j'ai en vue, l'homme le plus vigoureux, en déployant toute sa force ,ne produit aucun effet appréciable, et la lassitude ne lui permet pas, au bout d'un temps très-court, de continuer les impulsions qu'il a commencées.

La gymnastique et les manipulations étant insuffisantes, j'ai été conduit à étendre aux roideurs de la poitrine compliquées de difformités de la taille le principe des appareils de mouvement que j'ai imaginés et employés d'abord pour les articulations des membres. Aucune application de ce genre n'a présenté d'aussi grandes difficultés. Je n'ai obtenu quelques résultats que par la persévérance de mes efforts réunis à ceux de M. Blanc, mécanicien orthopédiste à Lyon, qui m'a très-bien secondé dans ce travail, comme dans tous ceux du même genre que j'ai poursuivis depuis plusieurs années.

Comme ces appareils sont à peine connus,

même dans leurs applications aux membres, malgré les publications nombreuses que je leur ai consacrées, je crois devoir en donner une idée avant de décrire les modifications que j'ai dû leur faire subir pour les appliquer au tronc.

### *Appareils de mouvement.*

Les appareils de mouvement sont des machines à l'aide desquelles les malades communiquent eux-mêmes des impulsions à leurs jointures, et les font mouvoir avec l'uniformité et la constance nécessaires, suivant toutes les directions que les os parcourent dans l'état normal. Leur usage rend aux ligaments leur souplesse, et aux surfaces articulaires leur poli avec une sûreté, une absence de douleurs, et une diminution progressive de sensibilité que l'on chercherait en vain dans les manipulations les plus persévérantes.

Mon intention n'est pas de résumer les effets de ces appareils dans les maladies des jointures : je veux seulement rappeler ce que j'ai établi ailleurs(1), à savoir que leur emploi concourt puissamment à compléter la cure des difformités. Ainsi, lorsque par des sections tendineuses, des efforts de redressement et des appareils contentifs, on a redressé en grande partie des pieds-bots, après l'âge de dix à quinze ans, les mouvements réguliers faits avec persévérance achèvent le rétablissement de la rectitude, rendent la souplesse aux articulations depuis longtemps enroidies et déformées, et font disparaître l'excès de sensibilité qui ne permettrait pas de supporter le poids du corps.

En cherchant sur quels principes pouvaient être fondés les appareils de mouvement, si on les appliquait aux difformités de la taille, j'ai pensé d'abord à imiter l'effort des mains, par lequel on fait subir à la poitrine un mouvement de torsion inverse de celui dans lequel cette cage osseuse est fixée. Or, dès qu'on essaye de produire cet effet, on voit que les épaules et le bassin étant fixés aussi solidement que possible, une main doit appuyer en arrière sur l'angle saillant des côtes proéminentes, tandis que l'autre main presse sur les cartilages sterno-costaux, qui font saillie en avant, du côté opposé.

(1) *Traité de thérapeutique des maladies articulaires*, p. 504 et 514.

J'ai déjà figuré, dans ma thérapeutique des maladies articulaires, l'appareil qui imite cette action des mains. Il se compose d'une chaise sur laquelle s'élève une tige fourchue terminée par des courroies matelassées avec lesquelles on fixe les épaules. En avant de la chaise, une colonne verticale supporte un levier horizontal mobile. De ce levier, part une sorte de main qui va embrasser l'épaule saillante, et dès qu'on lui imprime des mouvements de va-et-vient, ceux-ci se transmettent à l'épaule et font tourner la poitrine sur son axe. On remarquera que non seulement les épaules sont fixées, mais que des courroies assujétissent également le bassin, afin que l'effort de la plaque dorsale ne déplace pas le torse, mais agisse sur la poitrine elle-même.

Des accessoires nombreux sont ajoutés aux parties fondamentales que je viens de décrire. Ils ont pour but d'élever ou de faire descendre, suivant la taille, la fourche scapulaire et le levier horizontal dont les mouvements de va-et-vient se communiquent à la poitrine; une vis de pression, agissant sur un quart de cercle, permet de fixer ce levier dans un angle quelconque, de manière à réunir à volonté les pressions continues aux pressions par secousses. Les mouvements sont communiqués par le malade lui-même, ou plutôt par des aides. L'absence de douleurs dans les parties déformées permet de les continuer plusieurs heures par jour.

Ce mécanisme mérite d'être conservé, s'il s'agit d'assouplir la poitrine et de rendre moins fixe sa rotation vicieuse. Mais comme il ne contient aucune partie qui presse sur les courbures latérales, j'ai cru devoir en faire construire un autre, dans lequel le malade est couché sur le côté, les deux extrémités de la courbure dorsale étant soutenues autant que le permet la position du rachis. Les pressions sont exercées par un levier que l'on peut faire monter ou descendre à volonté, et qui, suivant la position, tend à faire tourner la poitrine sur son axe vertical, ou à effacer sa convexité. Les jambes étant étendues, le bassin peut être solidement fixé. Cet avantage, joint au point d'appui qu'offre ce second appareil et aux directions variées dans lesquelles on peut le faire agir, me conduit à le préférer dans la grande majorité des cas.

Quelle que soit la disposition que l'on adopte, l'essentiel est de faire agir le levier par pressions intermittentes répétées aussi souvent que les efforts d'expiration. De la sorte, on laisse à la poitrine toute sa liberté pendant l'inspiration ; et lorsqu'elle revient sur elle-même, on augmente artificiellement son retrait en pressant sur les parties saillantes.

Ces exercices ne produisent aucune douleur ; j'ai coutume de les répéter deux ou trois fois par jour pendant une durée croissante d'un quart d'heure à une heure.

*Résultats immédiats.*

Si l'on veut se rendre compte des effets que produisent les appareils de mouvement que nous venons de faire passer sous vos yeux, il faut y placer le malade en laissant complètement à découvert la colonne vertébrale et la poitrine. Avec l'appareil qui agit sur le malade couché et qui tend à redresser la colonne aussi bien qu'à la détordre, on voit, sous la pression du levier, pourvu que l'on n'agisse pas sur des os ankylosés, on voit, dis-je, la série des apophyses épineuses former une courbe moins prononcée, arriver à la ligne droite, ou même s'infléchir en sens inverse, suivant le degré de résistance et la force des pressions.

Le redressement qu'on obtient ainsi peut être rendu très-évident par l'expérience suivante :

On mesure la hauteur du malade debout ; on le

soumet à l'action de l'appareil, et, après une séance de quinze à vingt minutes, on le mesure de nouveau. Si l'ankylose est complète, on ne constate aucun allongement ; mais si l'on a réussi à obtenir de la mobilité, on reconnaît que, dans l'espace de quelques minutes, la taille s'est allongée. J'ai constaté cet accroissement de longueur chez un grand nombre de malades ; je l'ai vu, après chaque séance, aller jusqu'à un centimètre et même jusqu'à deux centimètres ; mais, comme on le pense bien, il est passager ; il disparaît presque entièrement après un quart d'heure ou une demi-heure de station verticale.

Les effets immédiats de l'appareil de mouvement ne sont pas moins évidents sur la poitrine que sur la colonne.

S'il reste quelque mobilité dans les articulations des côtes et des vertèbres, on voit les parties saillantes s'enfoncer, tandis que celles qui sont enfoncées se relèvent un peu ; la torsion vicieuse de la poitrine diminue ainsi, quoique ce changement reste toujours incomplet et n'aille jamais jusqu'à la production d'une saillie égale des deux côtés.

En présence de ces effets immédiats, on ne peut douter que l'usage des appareils de mouvement ne contribue à rétablir une bonne direction. Mais on prévoit aussi qu'ils sont insuffisants, et que le redressement partiel et momentané qu'ils procurent doit être maintenu et secondé par les appareils à pressions continues.

Depuis huit à dix ans que je les emploie, je les ai toujours associés à l'usage d'une gouttière vertébrale qui empêche toute position vicieuse pendant le séjour au lit, et à celui d'un corset-tuteur qui tend à soutenir la colonne pendant la station debout.

Les pressions exercées à l'aide de l'appareil ont été répétées deux fois par jour pendant une durée croissante de quinze à quarante minutes. Cet office a été confié aux personnes qui soignaient les malades ; et comme l'emploi de ces moyens n'offre aucune difficulté et n'entraîne aucune douleur, les traitements ont été suivis, non dans des établissements spéciaux, mais dans les familles ou dans les pensionnats.

Les résultats ont varié, comme on le pense bien, suivant la gravité de la déviation et la persévérance des malades et de ceux qui leur donnaient des soins.

Dans quelques difformités peu prononcées, sans roideurs notables, et chez des sujets de moins de dix ans, on a pu obtenir une disparition de toute difformité. Mais la grande majorité de nos malades étaient âgés de douze à dix-huit ans. Leurs courbures étaient très-prononcées, et celles de la poitrine présentaient une immobilité en apparence complète. Dans ces cas rendus si difficiles par la gravité et l'ancienneté des lésions, nous n'avons jamais obtenu de guérison complète. Il y a eu cependant des améliorations notables et définitives, chez trois malades entre autres, bien qu'elles fussent âgées de quatorze à dix-huit ans, et que leurs difformités, très-complexes d'ailleurs, fussent accompagnées d'une roideur qui aurait pu les faire croire incurables. Une amélioration notable dans la liberté de la respiration s'observait chez elles à mesure que la mobilité du thorax devenait plus manifeste et que la déviation diminuait. Toutes ces malades se sont soumises sans murmure aux désagréments qu'exigeait la cure de leur infirmité, et ont continué leur traitement pendant plus de six mois à un an.

La simple diminution, dans les difformités graves de la poitrine et de la colonne, que je signale comme l'effet des mouvements communiqués, n'étonnera pas ceux qui connaissent l'extrême difficulté que présente la cure des déviations de la taille après la puberté; ils accepteront, je l'espère, avec satisfaction un traitement qui peut se faire dans les familles, qui améliore la santé, produit un redressement sous les yeux mêmes de l'observateur, et prépare, par l'assouplissement des articulations, le succès, qui est compatible avec la gravité des lésions.

*Dyspnée dans les déviations de la taille.*

Si l'action des appareils de mouvement considérés dans leurs rapports avec les difformités de la taille, a besoin d'être complétée par les autres moyens orthopédiques, elle va plus loin dans les dyspnées qu'entraînent les déformations anciennes de la poitrine ; elle suffit, à elle seule, pour produire alors un soulagement notable. Lors même que l'on ne réussit point à diminuer la déformation, ou qu'on ne la diminue que très-imparfaitement, les malades recouvrent la faculté de marcher, de monter, de courir même, sans être arrêtés par l'oppression qui les fatiguait auparavant.

Ces résultats ont été obtenus d'abord chez de jeunes personnes, et je citerai surtout ici une fille de quatorze ans, d'une constitution très-affaiblie. La difformité de la poitrine et de la colonne datait de sa plus tendre enfance, et avait les caractères qui sont propres au troisième degré des scolioses. La gêne de la respiration était extrême : l'ascension d'un escalier, une course un peu rapide, produisaient l'anhélation ; après une marche de cinq à dix minutes, la malade manquait de forces et était obligée de s'arrêter. Elle fit usage de l'appareil au levier horizontal pendant quatre à cinq mois ; les séances furent de demi-heure à trois quarts-d'heure, du moins si je m'en rapporte aux parents, deux ou trois fois par jour. Ce traitement fut suivi dans le réduit obscur qu'habitait cette pauvre fille. L'amendement de la difformité n'eut rien d'incontestable. Cependant le jeu des côtes sur la colonne fit des progrès graduels ; la gêne de la respiration diminua peu à peu ; la marche devint de plus en plus facile ; dans le cours du cinquième mois, elle put être prolongée, sans repos, jusqu'à une heure ; et, quelques jours après, la malade gravit le coteau de Fourvière, dont la pente est rapide et dont le sommet était à quatre kilomètres de sa demeure.

En 1853, j'ai traité, avec l'appareil horizontal, une jeune fille de quinze ans, dont les conditions de santé et de déformation étaient de tous points semblables à celles de l'observation précédente.

Elle fut traitée dans la maison de santé de M. Moussier, pendant trois mois à peu près et avec beaucoup d'activité. Après une séance de demi-heure, elle se redressait assez complètement pour que sa taille gagnât jusqu'à deux centimètres; mais cet allongement ne tardait pas à se perdre, et, au bout de quelques heures, il n'en restait plus de trace. Il y eut, sous le rapport de la déformation, une amélioration incontestable, mais que j'oserais à peine estimer au quart de la difformité. Cependant, telle fut l'influence heureuse de la mobilisation des côtes et de la colonne vertébrale que l'anhélation disparut graduellement, et qu'à la fin du deuxième mois de traitement, cette jeune personne, qui ne pouvait monter un deuxième étage sans s'arrêter plusieurs fois et sans être oppressée, faisait des courses d'une heure et gravissait des escaliers aussi vite et avec aussi peu d'efforts que les autres personnes de son âge.

Des résultats semblables, c'est-à-dire une amélioration médiocre sous le rapport de la difformité, et une guérison en apparence complète sous le rapport de l'oppression ont été observés dans l'établissement des sœurs de Saint-Charles, à Brignais, et dans celui des dames du Sacré-Cœur des Chartreux, à Lyon. Dans ces établissements, l'on avait adopté les appareils décrits plus haut.

On peut croire que le succès n'est possible que dans le jeune âge : l'expérience m'a prouvé cependant qu'on pouvait encore l'obtenir, du moins en partie, à une époque beaucoup plus avancée de la vie.

Une demoiselle, âgée de cinquante-cinq ans, était, depuis une quinzaine d'années, sujette à un asthme qui se renouvelait fréquemment et avec intensité; ses digestions étaient troublées, et sa pâleur extrême indiquait un défaut profond dans l'hématose. Elle était traitée sans succès par tous les moyens ordinaires, lorsque je m'aperçus qu'il existait chez elle une déviation, au plus haut degré, de la colonne vertébrale et de la poitrine. Attribuant alors l'asthme à cette déformation et à l'ankylose incomplète qui devait l'accompagner, je la mis à l'usage de l'appareil de mouvement dont le levier est horizontal. Les résultats furent à peu près nuls pendant quinze jours; mais, à partir de ce moment, il y eut une amélioration graduelle dans sa respiration, dans son teint et dans ses digestions. Elle put recouvrer l'aptitude à faire de grandes courses. Après six mois, quoique toujours aussi difforme, elle avait éprouvé une amélioration qui frappait tous ceux qui l'avaient vue avant son traitement. On pense bien que l'ennui de se soumettre pendant trois quarts-d'heure à une heure chaque jour à l'action monotone de la machine la lui faisait fréquemment abandonner; mais lorsqu'elle restait un certain temps sans en faire usage, elle ne tardait pas à éprouver de la gêne et à reprendre son traitement, dont elle éprouvait toujours une certaine amélioration. Elle y revient toujours de temps à autre depuis quatre ans; elle jouit d'une santé qui étonne ceux qui l'ont vue dans les années antérieures, où la décoloration de la peau, les accès d'oppression et les étourdissements fréquents semblaient lui présager une mort prochaine.

Récemment, l'un de mes confrères, M. Laboré, a essayé le même système de traitement chez une de ses malades, âgée de cinquante-six ans, et affectée, depuis plusieurs années, d'une dyspnée, suite évidente d'une déformation extrême de la poitrine. L'oppression faisait des progrès et devenait menaçante pour la vie. Un mois après le début du traitement, fait cependant avec hésitation, la malade a pu se promener avec plus de liberté qu'auparavant, et soutenir la lecture à haute voix pendant une demi-heure, tandis qu'elle ne pouvait le faire pendant plus de dix minutes.

Evidemment, dans tous les cas que nous avons cités, on a été loin d'obtenir une cure complète. La persistance, au moins partielle, de la difformité, montre assez l'imperfection du résultat; mais le soulagement a été notable; il a été même porté si loin, que des malades ont pu croire qu'ils avaient recouvré toute la liberté de leur respiration.

Ces faits sont remarquables; ils indiquent un véritable progrès; ils prouvent que, lorsque des déviations sont devenues incurables, il est encore possible de diminuer la fâcheuse influence qu'elles exercent sur la respiration; ils font voir aussi que, dans les déviations guérissables, loin d'avoir à craindre l'altération de la santé, si redoutée en général des applications de l'orthopédie classique, on a lieu d'espérer une amélioration notable des fonctions respiratoires et de l'ensemble des forces, si l'on associe aux traitements ordinaires la gymnastique spéciale que nous recommandons.

En voyant les mouvements méthodiques communiqués à la poitrine et à la colonne vertébrale déformée faciliter ainsi la respiration, on est conduit à se demander si l'on ne pourrait pas réussir par des moyens analogues, en agissant sur des poitrines dont la conformation est régulière. Je me suis beaucoup occupé de la solution de ce problème. J'ai fait construire des appareils, très-simples du reste, par lesquels je cherche à agrandir artificiellement la capacité de la poitrine, en redressant la concavité que présente en avant la région dorsale des rachis. Mais les recherches que j'ai faites sur ce sujet, quoique très-nombreuses, sont encore incomplètes ; elles demandent à être poursuivies et ne peuvent encore vous être présentées. Les seules applications des appareils de mouvement sur lesquelles je sois en mesure d'insister sont celles que j'ai faites depuis longtemps aux roideurs et aux difformités des articulations des membres, et celles que j'expose aujourd'hui pour la première fois et qui ont trait aux déviations de la taille et aux dyspnées qui en sont la conséquence.

Si l'on rapproche les uns des autres tous les faits qui démontrent l'utilité de ces mouvements passifs exécutés avec uniformité et avec constance, on sera conduit à donner place dans la pratique à l'ensemble des appareils dont je viens d'indiquer les effets. Je désire vivement que cette diffusion s'accomplisse. Mais pour que les vœux que j'exprime à cet égard se réalisent un jour, il faut que l'industrie se proportionne aux besoins de la science et de l'art, et qu'à côté des ateliers où se fabriquent les instruments ordinaires de chirurgie, il s'en élève d'autres où l'on trouve, à son gré, tous les appareils qui rentrent dans l'ordre d'idées dont ce mémoire offre le développement partiel. Depuis plus de quinze ans, cette industrie existe à Lyon. Languissante dans le début, elle a pris, chaque année, des développements qui ont répondu à toutes mes espérances. Une œuvre semblable devrait être créée à Paris, où elle ne tarderait pas à acquérir un immense développement et à répandre ses produits dans les directions les plus diverses et dans les pays les plus éloignés.

M. Bouvier : Je demande à faire une seule question : M. Bonnet considère-t-il les moyens qu'il a employés et les résultats qu'il a obtenus comme essentiellement différents des moyens mis en usage et des résultats obtenus depuis plus de quarante ans ?

M. Bonnet : Les moyens que j'emploie diffèrent essentiellement de ceux qui sont mis habituellement en pratique. Les pressions intermittentes et propres à faire jouer les diverses pièces du tronc les unes sur les autres, ne peuvent être assimilées aux pressions continues, incapables de diminuer les adhérences des côtes et des vertèbres, et qui font la base de l'orthopédie ordinaire.

Les mouvements que je produis avec mes appareils ont aussi cela de particulier qu'ils se passent dans les articulations déformées et enraidies, tandis que ceux qu'on obtient par la gymnastique et les manipulations s'accomplissent dans les régions lombaires, c'est-à-dire dans les parties qui ont conservé leur souplesse et sur lesquelles il est inutile d'agir.

Quant aux résultats, je n'ose avancer qu'ils soient supérieurs à ceux que produit l'orthopédie ordinaire, sous le rapport du redressement des difformités vertébrale et thoracique. Il n'en est pas de même en ce qui regarde les dyspnées consécutives. Il n'existe dans la science aucune observation de tentatives analogues à celles que j'ai faites pour rétablir, dans ces cas, la liberté de la respiration, ni aucun succès de la nature de ceux que je viens d'avoir l'honneur d'exposer à l'Académie.

SOCIÉTÉ DE CHIRURGIE.

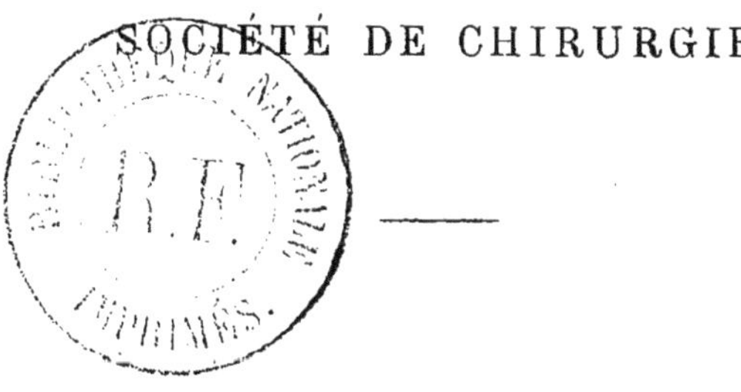


SÉANCE DU 18 AOUT 1858.

MALADIES CHRONIQUES DE LA HANCHE.

Messieurs,

Je me propose de vous entretenir de la coxalgie, d'exposer les méthodes de diagnostic que j'emploie dans cette maladie, et de discuter la question de savoir quelles sont, parmi les difformités qui l'accompagnent, celles qui sont primitives, auxquelles l'art doit directement remédier, et celles qui sont secondaires, et qui ne réclament aucune action spéciale.

Ces préliminaires établis, j'exposerai la méthode du redressement immédiat de la hanche et je soumettrai à votre examen les appareils qui me servent à fixer le bassin pendant l'opération et à maintenir la rectitude dans la suite du traitement.

Ces sujets se rapprochent par quelques points de ceux que j'ai traités lundi dernier à l'Académie des sciences. Mais tandis que, à l'Institut, j'ai envisagé le redressement immédiat dans ses rapports avec toutes les articulations des membres, je ne l'étudierai ici que dans ses applications à la coxalgie, ce qui me permettra d'aborder plusieurs questions d'anatomie pathologique et de diagnostic, et d'entrer dans des développements plus étendus et plus précis.

### *Diagnostic.*

A quelques rares exceptions près, le fémur ne conserve jamais sa rectitude dans les coxalgies : presque toujours il se fléchit, s'incline en dedans ou en dehors et se tourne dans l'une ou l'autre de ces directions. Parmi ces attitudes variées, il en est deux principales : l'une, où la flexion se combine avec l'inclinaison et la rotation en dehors; l'autre, où l'inclinaison et la rotation en dedans sont associées à la flexion. La première produit l'allongement, la seconde, le raccourcissement apparents.

Dans toutes les deux, le fémur et le bassin ont contracté entre eux une fixité de rapports plus ou moins solides. Cette fixité est essentielle; si elle n'existait pas, on n'observerait entre les membres aucune inégalité de longueur.

Pour bien faire juger de ces dispositions, que j'ai signalées, du reste, dans tous mes écrits sur les maladies articulaires (1), j'ai apporté deux bassins sur chacun desquels un fémur a été fixé avec une vis et un écrou. D'un côté, cette sorte d'ankylose artificielle a été produite dans la position d'où résulte l'allongement apparent; de l'autre, dans celle qui produit le raccourcissement.

Je prends la première de ces pièces, et je soutiens de chaque côté le bassin dans l'attitude d'un homme debout, le fémur dont l'articulation est mobile restant suspendu verticalement. Vous jugez, à première vue, de la direction du fémur

(1) *Traité des maladies des articulations*, tom. II, p. 283 et suiv. 1843.

ankylosé, qui se porte en avant et en dehors. Vous voyez que cet os est fléchi à 45 degrés, et qu'il est incliné et tourné en dehors de 25 degrés environ.

Si je place le même bassin sur la table dans l'attitude d'un homme couché, vous saisissez avec la même évidence tous les éléments de la difformité. Mais que, au lieu de montrer cette pièce en soutenant le bassin dans l'état où toutes ses parties symétriques occupent le même plan, je saisisse le fémur enraidi, et que je le maintienne verticalement, ce qui entraîne l'abaissement de l'os des îles avec lequel il est uni, les rapports, quoique conservés les mêmes, deviennent difficiles à discerner. Vous n'êtes plus frappés que de l'allongement du membre ankylosé. Cet allongement vous apparaît comme le phénomène essentiel, et vous conduit à négliger, à l'exemple de tous les auteurs classiques, la flexion, l'abduction et la rotation en dehors, qui nous semblaient, il n'y a qu'un instant, si manifestes et si importantes.

Vous pouvez faire des observations identiques sur ce fémur et ce bassin réunis entre eux par une ankylose osseuse naturelle et dont la soudure est opérée dans la flexion combinée avec l'inclinaison et la rotation en dehors.

Si je ne me suis pas contenté, pour ma démonstration, de cette dernière pièce, c'est qu'elle se compose seulement d'un os des îles et d'une partie du fémur, et que dès lors elle ne permet pas de juger aussi bien que la pièce artificielle, qui est complète, de la direction du bassin et des rapports de longueur du membre sain et du membre malade.

Des préparations dans lesquelles le fémur est soudé dans l'abduction, je passe à celles où il est fléchi, incliné et tourné en dedans. J'en fais passer également sous vos yeux de deux espèces : les unes où la soudure est artificielle; les autres où elle est naturelle. Sur ces deux ordres de pièces vous pouvez voir que, dans la station debout ou le décubitus horizontal, lorsque toutes les parties symétriques du bassin sont sur le même plan et que le fémur sain est dans la rectitude, rien n'est plus facile que de reconnaître l'existence simultanée de l'adduction et de la rotation en dedans du fémur malade, dont la direction est toute différente de celle de son congénère.

Ces changements de direction sont obscurs au contraire lorsque les deux fémurs se dirigent dans le même sens, qu'ils soient verticaux ou dans la position horizontale.

Il résulte de ces démonstrations, que les méthodes ordinaires qui consistent à observer la hanche pendant que les deux cuisses sont parallèles, en d'autres termes, dans la situation où les malades se placent naturellement, ne permettent pas d'apprécier les rapports du membre affecté avec le bassin. Si le tronc et le membre sain sont dans une parfaite rectitude, on saisit au contraire avec autant d'évidence que de précision l'attitude nouvelle des parties altérées.

Pour faire apprécier aussi bien que je le peux ici cette méthode d'observation, je fais passer sous vos yeux cinq dessins placés en regard les uns des autres. A première vue, vous pourriez croire que ces dessins ont été faits d'après cinq modèles différents : il n'en est rien. Tous représentent la même malade, mais vue seulement dans des attitudes différentes. Dans les uns, elle est dans la situation qu'elle prenait naturellement au lit ou lorsqu'elle s'appuyait sur ses béquilles; les éléments de la contorsion de tout le corps sont impossibles à discerner. Dans les autres, elle est vue couchée ou debout mais pendant que le tronc et le membre sain ont une parfaite rectitude. C'est seulement dans ces derniers dessins que se montre la flexion à angle droit de la cuisse malade, et son inclinaison en dedans assez prononcée pour qu'elle croise la partie moyenne de la cuisse saine. Les attitudes qu'ils représentent sont donc les seules qui permettent de reconnaître le véritable état des choses.

### *Luxation spontanée.*

Chez la jeune malade sur laquelle ont été pris les dessins que je viens de montrer, il existait une luxation spontanée. Cette luxation n'entraînait qu'une faible partie du raccourcissement. En effet, il y avait dans la position que je recommande comme la plus favorable au diagnostic, une différence de 30 centimètres entre la hauteur du talon appartenant au côté malade, et celle du talon appartenant au côté sain. Dans ce raccourcissement si considérable, la luxation ne figurait que pour 2 centimètres environ. Pourquoi ? C'est que les déplacements spontanés, ceux qui surviennent dans les maladies scrofuleuses de la hanche, ne ressemblent point aux luxations traumatiques. Dans ces dernières, la tête du fémur franchit le rebord cotyloïdien resté intact ; dans les premières, la place occupée par le rebord se détruit en devenant le siége d'une ulcération profonde; la tête du fémur se déplace; mais elle se déplace en remontant dans le cotyle ulcéré et agrandi du côté de la fosse iliaque externe. Il y a bien une luxation; mais il n'y a pas abandon de la cavité normale ni transgression au-delà du rebord de cette cavité. Cette ascension du fémur ne va jamais au-delà de 2 à 3 centimètres.

Pour bien faire juger de ces dispositions anatomiques, je fais passer sous vos yeux plusieurs os des îles dans lesquels vous pouvez reconnaître l'agrandissement et la déformation du cotyle. L'un d'eux surtout est aussi précieux que rare. La tête du fémur est conservée, et elle est soudée avec la partie supérieure de l'acétabulure ulcéré et agrandi : il y a tout à la fois luxation et ankylose; et il existe un vide entre le rebord inférieur du cotyle et la tête du fémur soudée à un centimètre au-dessus de sa place normale.

### *Déformations primitives et déformations secondaires.*

Je voudrais abréger ces considérations pour arriver aux procédés à suivre dans le redressement des coxalgies; mais je dois établir, avant tout, quelles sont, parmi les difformités que l'observation démontre, celles qui sont primitives, auxquelles l'art doit directement s'attaquer, et celles qui sont secondaires, et qui disparaîtront par cela même que l'on aura remédié aux premières.

Qu'un malade atteint de coxalgie essaie de se tenir debout et de faire quelques pas, les lois de la station et de la marche l'obligeront à placer ses deux cuisses verticalement et à les diriger la rotule en avant.

Or, si la cuisse, comme nous le supposons, est soudée au fémur sous une flexion de 45 degrés, par exemple, le bassin s'inclinera en avant; et pour prévenir la chute dans cette direction, la colonne vertébrale devra s'infléchir fortement en arrière. De là la saillie du ventre et la cambrure des reins qu'on observe dans toutes les coxalgies, parce que dans toutes, qu'il y ait allongement ou raccourcissement, la cuisse est maintenue fléchie sur le bassin. Cette flexion est donc la déformation primitive; la cambrure de la région lombaire, la déformation subordonnée.

Supposons, à présent, que le fémur soit soudé au bassin et tourné en dehors : du moment où il se placera verticalement et que la rotule regardera en avant, l'os des îles du côté correspondant devra s'abaisser au-dessous de l'autre et se porter en avant de ce dernier. De là deux causes d'allongement apparent.

Pour rendre sensible la proposition que j'avance, je n'ai qu'à prendre la pièce dont je me servais en commençant pour démontrer la méthode d'observation des coxalgies et dans laquelle le fémur est soudé dans l'abduction et la rotation en dehors. Dès que je saisis ce fémur et que je le place verticalement et de manière à ce que sa face antérieure vous regarde, il se produit un abaissement et une projection en avant de l'épine iliaque correspondante ainsi qu'un allongement de 6 centimètres relativement au fémur du côté opposé qui lui est parallèle. L'allongement est donc secondaire, il est la conséquence des lois de la station agissant sur un membre fixé dans l'abduction et la rotation en dehors.

Des raisonnements et des démonstrations analogues feront comprendre que le raccourcissement doit nécessairement exister dès que le fémur est fixé dans l'adduction et la rotation en dedans. En effet, le malade atteint de cette déformation ne pourra placer son fémur verticalement, comme l'exige la station, et tourner sa rotule en avant, ainsi que le veut toute progression facile, sans que le côté correspondant du bassin ne s'élève et ne se porte en arrière : double cause de raccourcissement, eu égard à la flexion concomitante.

Je saisis le fémur ainsi soudé artificiellement dans l'adduction et la rotation en dedans; je le place verticalement et dans l'attitude d'un homme qui se dirige vers vous, et vous voyez à l'instant même se produire le raccourcissement annoncé.

Tout ce que je viens de dire sur le rapport des divers éléments de la difformité coxalgique en ce qui regarde le malade debout, s'applique au malade couché. Quand on examine ce dernier, on place ses cuisses parallèlement et dans la direction de l'axe longitudinal du lit; on fait regarder les rotules en avant, et alors se produisent par le même mécanisme toutes les déformations secondaires : la saillie du ventre, la cambrure des reins, l élévation ou l'abaissement, la saillie en avant ou en arrière du côté de l'os des îles correspondant à la hanche malade.

S'il pouvait exister quelque doute sur cette vérité que les déformations primitives et essentielles sont les rapports fixes vicieusement établis entre le fémur et le bassin et que tous les changements de direction de la colonne vertébrale et des os des îles ne sont que secondaires, c'est la facilité de faire disparaître ces derniers complètement et en un instant, dans le décubitus dorsal comme dans la station debout, dès que l'on soutient le fémur malade dans la position où il se maintiendrait si tout l'ensemble des parties saines avait une parfaite rectitude.

Avec la facilité de faire disparaître les déformations secondaires coexiste la difficulté toujours très-grande de remédier aux déformations primitives : difficulté qui dépend, d'abord de la nature des choses, et puis, comme on le voit, de l'insuffisance des guides que l'on a eus jusqu'à présent. Tant qu'on s'obstinait à combattre, comme on l'a fait jusqu'ici, l'allongement ou le raccourcissement, on entreprenait la solution d'un problème sans avoir aucune idée des principes qui devaient diriger dans sa solution.

*Fixation du bassin, assouplissement de la hanche, redressement.*

Et à présent que nous sommes éclairés par une étude attentive de la question, que faire pour remédier à la flexion dans tous les cas, et suivant les circonstances, à des inclinaisons ou à des rotations en dedans ou en dehors? Je n'hésite point à le dire, dans toutes les maladies chroniques datant de plusieurs mois ou de plusieurs années, les machines sont impuissantes, non seulement lorsqu'il s'est produit des adhérences fibreuses, mais lorsqu'on a affaire aux ulcérations articulaires, aux adhérences molles et aux rétractures des muscles qui accompagnent les tumeurs blanches scrofuleuses. Si l'on a réussi quelquefois à l'aide des machines, et j'ai cité moi-même des exemples de ce genre (1), ce n'est que dans les états aigus datant de quelques semaines.

Lorsque les coxalgies sont anciennes, le succès n'est possible qu'à l'aide d'une opération dont le premier temps consiste dans la rupture des adhérences et l'assouplissement de la hanche. Pour exécuter cette rupture, on doit, avant tout, fixer le bassin avec solidité. Sans cette précaution, les mouvements qu'on imprimera au fémur se communiqueront au tronc et ne se passeront pas dans l'articulation elle-même. Les mains des aides sont impuissantes à immobiliser le bassin : un appareil est donc indispensable. En voici un qui se rapproche beaucoup de celui que Pravaz employait pour la réduction des luxations congénitales. La partie

(1) *Traité des maladies des articulations*, tom. II, p. 356 et suiv.

inférieure du tronc repose en arrière sur une planche matelassée; elle est serrée des deux côtés par des leviers qu'on peut maintenir rapprochés avec force; et les ischions et les pubis sont retenus par des sous-cuisses en boudin. Cet appareil doit être fixé, à son tour, à un support solide.

Le tronc ainsi assujéti et le malade éthérisé, je saisis la cuisse à sa partie inférieure, et je lui imprime, suivant son axe, une série alternative de tractions et de répulsions. Si j'ai affaire à une luxation spontanée, c'est-à-dire à cet état dans lequel la tête du fémur est remontée en haut et en dehors du cotyle ulcéré et agrandi, je ne tarde pas à produire un mouvement de va-et-vient qui me démontre l'existence de la luxation, et à reconnaître des craquements perceptibles au toucher et même à l'ouïe, indices du frottement réciproque de surfaces osseuses ulcérées et inégales. L'idée de ce mouvement de va-et-vient, que l'on peut comparer à celui d'une lime, m'a été suggérée par la disposition spéciale que j'ai signalée plus haut comme propre aux déplacements pathologiques du fémur. J'y attache beaucoup d'importance, car la répulsion et la traction d'un os suivant son axe peuvent être exercées avec beaucoup de force, sans que l'on soit exposé à produire des fractures.

Je passe ensuite au mouvement de flexion que je fais exécuter sans changer l'inclinaison dans laquelle le fémur se trouve. Je tâche de pousser par secousses alternatives cette flexion jusqu'au point où le devant de la cuisse touche la partie antérieure du ventre. La souplesse rétablie dans ce sens, je recommence les mouvements de flexion en rapprochant graduellement le fémur de l'axe du tronc; puis je passe à la circumduction, que j'exécute d'abord en faisant décrire au genou un cercle à court diamètre, puis à diamètres de plus en plus étendus. L'ensemble de ces manœuvres se prolonge souvent d'un quart-d'heure à demi-heure. Je cherche ensuite jusqu'à quel point on peut faire cesser la flexion et l'inclinaison en dedans ou en dehors. Si, à ce temps de l'opération, je trouve que les fléchisseurs ou les adducteurs résistent énergiquement, j'en fais la section sous-cutanée. Je ne rappellerai pas ici les procédés à suivre dans ces opérations, je les ai décrits avec détail dans ma *Thérapeutique des maladies articulaires*. Il me suffira de dire que leur application est de la plus complète innocuité, quoique les coupures soient profondes et étendues. J'attribue cette innocuité surtout à ce que j'ai soin de conserver entre la piqûre de la peau et la section des muscles un canal étroit de 3 à 4 centimètres de long et capable seulement de laisser passer le ténotome mousse.

L'assouplissement étant rendu aussi complet que possible, et les résistances musculaires et tendineuses vaincues par le mouvement ou par la section, je procède au redressement, qui s'accomplit en portant le membre dans l'extension et en le ramenant, par des tractions convenables, dans la direction de l'axe du corps. Cette partie de l'opération ne peut être terminée tant que l'étau entoure le bassin et masque une partie du tronc. On détache le malade, on l'étend sur son lit; et là, ayant le corps entier sous les yeux, on continue les tractions et les mouvements d'extension, d'inclinaison et de rotation convenables, jusqu'à ce que l'on puisse rétablir l'égalité de longueur des membres, toute cambrure du dos et toute inclinaison du bassin ayant disparu.

*Bandage amidonné et traitement consécutif.*

Il ne reste plus qu'à assujétir le malade dans la position où on l'a ramené et à perfectionner le redressement pendant la pose de l'appareil, si ce redressement a été incomplet.

De tous les moyens que j'ai essayés pour atteindre ce but, aucun ne me paraît plus avantageux que le bandage cartonné et amidonné de M. Seutin. Je l'applique avec toutes les précautions recommandées par cet auteur, et en ayant bien soin de matelasser avec de la ouate de coton toutes les parties dont la pression pourrait être douloureuse. Je termine en plaçant en avant, en dehors et en arrière du membre inférieur et du bassin, des attelles en fil de fer recuit, dont voici les modèles. Ces attelles donnent au bandage une solidité immédiate; et ce qui n'est pas moins important, elles maintiennent les résultats que l'on peut encore obtenir en renouvelant les efforts de redressement.

Le malade doit garder le lit pendant huit à quinze jours. Au bout de ce temps, si aucune opération accessoire n'a été nécessaire, il peut se lever et marcher avec des béquilles. Le traitement se borne ensuite à conserver le bandage amidonné pendant quatre à six semaines.

Cette longue inaction n'est pas convenable si le redressement est resté incomplet. Dans ce cas, il convient, dix à quinze jours après la première opération, d'enlever la partie du bandage qui entoure la hanche, et, se servant de celle qui reste pour mieux saisir le membre malade, on renouvelle des tractions et des mouvements propres à rétablir une complète rectitude. La hanche immobilisée comme la première fois, le repos au lit est continué pendant quelques jours et suivi d'une déambulation dont la durée est chaque jour croissante.

Lorsque vient le temps de la marche avec des chaussures ordinaires, j'ai coutume de faire construire un tuteur qui laisse libres les mouvements du pied et du genou, mais qui assujétit la hanche à la manière du bandage amidonné.

A la même époque, pour que le corps ne se torde pas de nouveau pendant la nuit, je fais coucher les malades dans mon grand appareil, dont voici un modèle en petit : la simple inspection de cet appareil suffit pour faire comprendre que l'on ne peut y être placé sans que la rectitude ne soit forcément maintenue.

Depuis cinq ans que je suis arrivé, à quelques nuances près, à l'ensemble des procédés que je viens de décrire (1), j'en ai fait de très-nom-

(1) Voyez même mon Mémoire sur la rupture de l'ankylose. *Gazette médicale de Paris*, 1850, p. 506 et suivantes.

breuses applications qui m'en ont démontré toute l'utilité et toute la puissance, surtout chez les enfants qui ont moins d'une douzaine d'années.

En faisant abstraction de l'âge, les cas les plus favorables sont ceux où la difformité de la hanche survenue chez un sujet bien constitué a été la conséquence d'une violence extérieure ou d'un rhumatisme articulaire aigu, n'ayant laissé aucune ankylose osseuse. Viennent ensuite les coxalgies chroniques sans suppuration et sans déplacement. Les difficultés sont beaucoup plus grandes, et les résultats plus incomplets, surtout sous le rapport de la guérison définitive, s'il y a des abcès ou une luxation spontanée. Ce genre de luxation n'est pas toutefois un obstacle aux tentatives de redressement; il n'en rend pas le succès beaucoup plus difficile; et lorsqu'on a substitué, comme on doit le faire dans ces cas, une légère abduction à l'inclinaison en dedans, la tête du fémur vient arcbouter contre la cavité cotyloïde et peut ne pas remonter à sa partie supérieure.

Je suis loin d'avoir épuisé le vaste sujet que soulève l'étude de la coxalgie: je n'ai pas eu le temps de citer, à l'appui de mes propositions, les faits nombreux d'opération que j'ai exécutés et qui se sont élevés à huit dans le seul trimestre qui vient de s'écouler. Je n'ai envisagé la question que sous le rapport mécanique, et je n'ai traité ni des lésions vitales, ni des moyens que je leur oppose. Je n'ai rien dit en particulier de la cautérisation profonde sous le bandage amidonné. Mais je crains de fatiguer l'attention que vous voulez bien me prêter; et j'attendrai, pour ajouter de nouveaux développements à ceux dans lesquels je viens d'entrer, que vous ayez bien voulu me présenter quelques observations, et je m'en rapporterai, pour vous faire juger des résultats de la méthode, à deux opérations de coxalgie que je dois faire demain, et auxquelles je serais heureux de voir assister ceux d'entre vous qui pourront disposer d'une partie de leur temps.

## DISCUSSION.

Cette communication est suivie d'une discussion qui se prolonge pendant une heure au delà du moment où les séances de la Société de chirurgie ont coutume de se terminer.

MM. Bouvier, Verneuil, Marjolin, Broca, et Guersent prennent successivement la parole.

M. Bouvier commence par citer le passage suivant extrait d'un ouvrage écrit en 1853 :

« On le voit, la rupture de l'ankylose est loin de réussir à la hanche comme au genou, et toutes les objections qui s'élèvent contre cette méthode, en général, peuvent être justifiées par l'expérience. On peut craindre de ne pas rompre les adhérences, et, si l'on agit avec trop de violence, surtout dans les mouvements de rotation en dedans, de fracturer l'os de la cuisse. Chez les scrofuleux, le danger d'une inflammation aiguë et d'une marche plus rapide vers la suppuration se joint aux autres motifs d'hésitation ; enfin on reste toujours dans l'incertitude d'obtenir un redressement complet, et surtout d'avoir un membre assez solide pour supporter la marche. »

Ce passage, dit-il, est dû à la plume de M. Bonnet. Comment se fait-il qu'une opération si pleine de difficultés et de périls, il y a quelques années, soit aujourd'hui si sûre dans son exécution et si utile dans ses résultats?

M. Bouvier, examinant ensuite les travaux des auteurs sur le traitement des coxalgies, cite MM. Dieffenbach, de Berlin ; Palasciano, de Naples ; Bérend, de Berlin ; et enfin M. Crocq, de Bruxelles. D'après ce dernier auteur, M. Langenbeck, de Berlin, a conseillé de se dispenser des machines, et, après avoir chloroformé les malades, de redresser leurs membres par le seul effort des mains, et d'appliquer un bandage amidonné. « M. Bonnet, dit, en terminant, M. Bouvier, ne peut ignorer les recherches contenues dans le Traité des tumeurs blanches de M. Crocq, puisque son nom se trouve cité à chaque page dans cet ouvrage. »

M. Verneuil applaudit aux recherches qui ont pour but de faire sortir le traitement des coxalgies de l'état déplorable dans lequel il languit. Il approuve le redressement des difformités qui accompagnent les tumeurs blanches ; il donne les raisons qui militent en sa faveur, et il ajoute qu'il l'a appliqué récemment chez une jeune femme dont la cuisse était fléchie et entraînée dans l'adduction et la rotation en dedans; il a fait cesser ces deux dernières directions vicieuses et a placé les deux cuisses fléchies sur des coussins. Il demande à M. Bonnet s'il a convenablement appliqué la méthode.

M. Marjolin voudrait être éclairé sur les circonstances dans lesquelles M. Bonnet emploie le redressement. Est-ce dans l'état aigu ou dans l'état chronique? Est-ce à la période ascendante stationnaire ou décroissante des coxalgies? L'auteur n'admet-il pas des contre-indications? et s'il en admet, quelles sont-elles?

M. Broca s'effraye de la section de tous les adducteurs. L'origine de ces muscles est embrassée par les rameaux de l'artère obturatrice, dont la blessure doit entraîner un écoulement de sang considérable; il ne voit pas comment on peut éviter une hémorrhagie inquiétante dans ses suites immédiates et dans ses suites éloignées. M. Broca ne peut admettre ce qu'a dit M. Bonnet des luxations pathologiques qui, suivant lui, s'accompliraient sans que la tête du fémur sortît de sa cavité : de nombreuses observations, de nombreuses pièces d'anatomie pathologique déposeraient contre cette opinion.

M. Guersent manifeste les mêmes craintes que M. Broca à l'égard de l'hémorrhagie; il considère comme n'étant pas moins redoutables les suppurations consécutives dans le lieu des grandes ections sous-cutanées. Les inflammations de la hanche lui paraissent inévitables après les manœuvres qu'exige le redressement. Il demande à M. Bonnet de dire ce que l'expérience lui a appris sous le rapport de ces hémorrhagies, de ces suppurations, et de ces arthrites. Il voudrait aussi savoir si l'auteur n'a pas perdu des malades parmi ceux qu'il a opérés. Enfin M. Guersent désire être éclairé sur le traitement complémentaire du redressement, et sur le degré de guérison auquel on peut arriver.

M. Bonnet : Quand je résume dans ma pensée les opinions des honorables préopinants, j'y vois des explications qui me sont demandées, des objections qui me sont faites, des contradictions qu'on me reproche, enfin des questions de priorité que l'on soulève.

Si je n'eusse craint d'occuper trop longtemps la tribune, j'aurais prévenu la demande de plusieurs explications. J'aurais dit les conditions dans lesquelles j'opère et les traitements complémentaires que j'emploie.

Et d'abord, je conseille de redresser les coxalgies, quelle que soit la période à laquelle on les observe ; je les opère dans l'état aigu comme dans l'état chronique, lorsqu'elles s'accroissent, qu'elles sont stationnaires, et même qu'elles diminuent.

Il y a plus de dix-huit ans que je traite ainsi les arthrites aiguës. Dans divers Mémoires publiés en 1840 (1), et 1844 (2), j'ai cité des exemples nombreux de ces redressements suivis du repos dans ma grande gouttière. Tandis que tous les antiphlogistiques connus, les sangsues, les cataplasmes, les saignées ne produisent aucun soulagement, le redressement combiné avec l'immobilité rend le calme et le sommeil souvent perdu depuis plusieurs semaines, avec autant de promptitude que de sûreté.

Dans les arthrites chroniques, les effets immédiats sont moins frappants ; mais il n'est pas moins nécessaire de faire cesser la mauvaise direction de la cuisse, soit pour prévenir une claudication extrême, soit pour faire cesser des distensions et des pressions qui entretiennent les douleurs et préparent les luxations.

J'évite cependant toute tentative dès que je reconnais une ankylose osseuse, et même lorsque de

(1) Mémoire sur les positions dans les maladies articulaires, *Gazette médicale de Paris*, 1840, p. 743.

(2) Traité des maladies des articulations, 1844, t. II, p. 205, 206, 207, 208, 209, 356, 357, 358, etc.

nombreux trajets fistuleux guéris me démontrent l'existence d'adhérences fibreuses trop solides pour pouvoir être rompues. J'évite aussi d'opérer s'il existe des caries, des tubercules, et si la constitution est trop détériorée. Dès qu'il y a des abcès, je n'agis même qu'avec hésitation, car le résultat définitif est rarement favorable.

Quant à la question que m'a posée M. Guersent sur le traitement complémentaire, je me bornerai à dire que ce traitement varie suivant les complications de la difformité, et qu'en général il est extrêmement long. C'est là que j'emploie la cautérisation sous le bandage amidonné, méthode puissante, dont je regrette de n'avoir pas eu le temps d'exposer les applications à la hanche, les gouttières, les tuteurs, et enfin toutes les médications qui agissent sur la santé générale, telles que le séjour à la campagne, le régime, les remèdes et les eaux minérales.

Il va sans dire que de grandes différences s'observent dans les résultats définitifs, suivant la gravité du mal et la perfection du traitement. Quand j'ai eu affaire à des enfants qui n'avaient que des arthrites simples et récentes, la guérison a été complète au bout de quelques mois; quand la maladie était plus ancienne, la guérison a été plus longue, des tuteurs ont été nécessaires, et il est resté un peu de claudication. Quand j'ai trouvé des abcès, il y a eu souvent des lenteurs interminables, des états stationnaires, et il est même des malades qui ont fini par succomber. Ces insuccès, encore plus à craindre si l'on opère des adultes, montrent la limite où s'arrêtent nos moyens; mais ils ne diminuent pas leur utilité dans les cas plus simples et plus favorables.

Je passe aux objections qui m'ont été adressées.

Et d'abord, en ce qui regarde l'opinion que j'ai émise, à savoir que, dans les luxations spontanées scrofuleuses de la hanche, la tête du fémur remonte simplement dans la cavité cotyloïde ulcérée et agrandie en haut et en dehors; qu'elle n'en dépasse pas le rebord, et que son déplacement diffère ainsi de celui qu'on observe dans les luxations traumatiques, je la maintiens tout entière.

Ce n'est pas que dans des cas très-exceptionnels les choses ne puissent se passer autrement. J'ai cité moi-même (1) l'exemple d'un jeune homme vigoureux, atteint d'un rhumatisme aigu, dont le fémur, ayant conservé sa forme, s'était luxé réellement sur l'os des îles, et s'était échappé à travers une ulcération

(1) *Traité des maladies des articulations*, t. II, p. 394.

de la capsule. La cuisse de ce jeune homme avait été maintenue dans cette adduction très-prononcée, dont je me suis appliqué tant de fois à montrer tous les dangers ; et la luxation qui fut constatée par l'autopsie s'opéra par la contraction musculaire, associée au ramollissement des ligaments et à une funeste position. Mais il s'agissait là de la maladie aiguë d'un jeune homme vigoureux, dont la tête du fémur, comme la cavité cotyloïde, privées simplement de cartilages, avaient conservé leurs formes normales. C'était un cas exceptionnel, bien différent de ceux que j'ai en vue, dans lesquels la lésion est chronique, appartient à des enfants ou des jeunes gens scrofuleux, dont les os sont absorbés en partie, et chez lesquels on ne trouve plus ni la tête du fémur, ni la cavité cotyloïde avec leurs formes et leur volume naturels. Pour ceux-là, l'observation ultérieure confirmera toutes mes assertions, et j'en appelle avec confiance, soit aux pièces que peuvent renfermer les musées d'anatomie pathologique, soit aux autopsies que vous aurez l'occasion de faire.

Mais n'oublions pas que le sujet spécial qui nous occupe est le traitement de la coxalgie, et que c'est aux objections relatives à la méthode thérapeutique, que je dois surtout répondre.

Je peux rassurer entièrement les honorables préopinants sur le danger d'une hémorrhagie à la suite de la section des fléchisseurs ou des extenseurs de la cuisse. En prenant les précautions nécessaires pour éviter l'artère crurale, ce qu'il est très-facile de faire, on n'intéresse aucun vaisseau important. Dans plus de trente opérations de ce genre, je n'ai vu qu'une seule fois survenir pendant quelques jours un suintement sanguin : encore ce suintement a-t-il fini par s'arrêter de lui-même. Dans les autres cas, il n'y a eu, au moment où je retirai le ténotome, qu'un écoulement de sang toujours sans importance et presque immédiatement arrêté.

La suppuration n'est pas plus à craindre que l'hémorrhagie. Dans aucune partie du corps, je ne l'ai plus sûrement évitée : pourquoi ? parce que je pique la peau à plus de quatre ou cinq centimètres du lieu où commence la section des muscles. De la sorte, un long canal, aussi étroit que le ténotome lui-même, existe entre l'ouverture extérieure et la plaie profonde. Ce canal, dont les parois restent toujours appliquées les unes contre les autres, et dont je fais, au reste, presser l'orifice extérieur par les doigts d'un aide pendant le reste de l'opération, ce canal, dis-je, prévient l'entrée de l'air et, par suite, met à l'abri de toute suppuration.

L'inflammation de la jointure est prévenue tout aussi sûrement que la suppuration des plaies sous-cutanée. Aussitôt après les manœuvres qu'ont nécessitées le redressement et la réduction, j'entoure toutes les parties malades de coton, corps mauvais conducteur du calorique, produisant, comme on le dit en Belgique, une véritable incubation. A l'aide du bandage amidonné, rendu immédiatement solide par des attelles en fil de fer ou par ma grande gouttière, je procure une immobilité absolue que ne modifient pas les mouvements de totalité du corps. Par suite, je mets la jointure opérée à l'abri de toute transition de température et de tout mouvement : il n'en faut pas davantage pour prévenir l'inflammation articulaire. Et ici je ne puis m'empêcher de montrer la différence des procédés que je suis avec ceux qu'a adoptés M. Bérend, de Berlin, dont j'examinerai plus loin les droits de priorité. Cet auteur parle d'inflammations consécutives, pour lesquelles il a été obligé de mettre des sangsues, et même d'appliquer des compresses trempées dans de l'eau froide. Je pourrais montrer combien ces applications sont peu nécessaires, faire voir que les sangsues sont inutiles, que le froid, dans une partie aussi voisine du tronc, est dangereux ; mais je veux me borner à une seule remarque : c'est que, pour que ces applications fussent possibles, il fallait que la hanche fût à découvert. Or, si l'on peut approuver cette nudité qui, à mon sens, est une faute, car toute jointure sur laquelle on vient de faire une grande opération doit être soigneusement enveloppée, on ne niera pas qu'elle ne soit la conséquence de pansements tout différents de ceux que je mets en usage.

Prévenir les inflammations, c'est se mettre à l'abri de tout accident grave. Je ne veux pas dire cependant que je n'aie perdu aucun malade. Quand j'ai rencontré de vastes abcès ou des trajets fistuleux avec décollements, la lésion s'est toujours montrée grave, soit que j'aie abandonné ces collections purulentes à elles-mêmes, soit que je les aie traitées par la cautérisation au fer rouge, par la cautérisation au chlorure de zinc, ou que j'y aie fait des injections iodées. Beaucoup de malades n'ont pas guéri, et quelques-uns ont fini par mourir ; mais ces terminaisons funestes ont été indépendantes des redressements : ces dernières opérations ont toujours eu les suites les plus simples quand elles ont été faites en l'absence de toute complication.

J'arrive aux contradictions que M. Bouvier a

signalées entre mes assertions actuelles et mes assertions de 1853.

J'irai plus loin : avant de m'adresser à mon honorable adversaire, je répondrai à M. Bérend qui, pour mieux s'assurer la priorité du redressement immédiat des hanches déformées, a cité des passages de mon *Traité des maladies des articulations*, dans lequel je combats toute rupture de l'ankylose.

Oui, en 1844, j'ai combattu d'une manière générale la rupture des adhérences solides ; je l'ai combattue et je la combattrais encore si nous n'avions à notre disposition que les moyens que nous possédions alors : mais depuis ce temps, il s'est fait un immense progrès dans la science.

M. Dieffenbach a imaginé de fléchir le genou pour rompre les adhérences, et M. Palasciano, de Naples, guidé par des vues aussi justes qu'originales, a coupé le triceps au-dessus de la rotule, pour faciliter la flexion de la jambe.

Ce que ces auteurs avaient fait pour le genou, je l'ai appliqué au pied, à la hanche, au coude ; je l'ai généralisé, en un mot; et, en 1850, j'ai pu, dans la *Gazette Médicale de Paris*, publier une série de faits sur la rupture des ankyloses, appliquée avec succès à toutes les jointures.

J'ai donc abandonné mon opposition de 1844, parce que d'autres avaient découvert ou que j'avais trouvé moi-même le moyen d'opérer sûrement des ruptures jusque-là impossibles ou dangereuses.

Cependant je continuais à regarder comme d'un succès très-incertain cette opération appliquée à la hanche, ainsi que le démontre le passage de mon *Traité de thérapeutique des maladies articulaires* cité par M. Bouvier. Je suis beaucoup plus confiant aujourd'hui; pourquoi? Parce que, depuis 1853, j'ai opéré la rupture des adhérences, non plus seulement par la flexion, mais par l'ensemble des mouvements passifs de la cuisse; parce que, depuis cette époque, j'ai employé l'étau qui fixe le bassin; que j'ai imaginé le mouvement de va-et-vient imprimé au fémur luxé, et que j'ai employé immédiatement le bandage amidonné, recouvert d'attelles en fil de fer. Avec ces derniers moyens contentifs, on maintient tout le redressement obtenu, et l'on peut même perfectionner le rétablissement de la rectitude. En voilà bien assez pour produire un changement dans les résultats, et, par suite, pour modifier mes opinions.

Il ne me reste plus qu'à examiner les questions de priorité. J'ai une certaine répugnance à m'occuper de ces sujets personnels : il m'est impossible cependant de laisser supposer que je m'attribue des découvertes au préjudice d'autres auteurs, soit par oubli, soit par ignorance de leurs droits.

Et d'abord, en ce qui regarde MM. Dieffenbach et Palasciano, je me suis expliqué catégoriquement à leur sujet; je leur ai rendu justice; mais je maintiens que leurs travaux se sont bornés au genou; ils ne les ont pas étendus à d'autres jointures. Ce n'est pas que M. Dieffenbach n'ait redressé des hanches peut-être avant moi, que M. Seutin ne l'ait fait lui-même : mais ce qui n'est pas douteux, c'est que jamais ces auteurs n'ont appliqué à la hanche la flexion et l'assouplissement préalables; ils ont toujours procédé suivant la méthode vulgaire c'est-à-dire par le redressement direct.

Quant à M. Bérend, dont les faits ont été publiés en 1855, non seulement il a adopté, pour faire cesser l'allongement apparent, la méthode que j'ai conseillée en 1840 (1), et qui consiste à ramener la cuisse dans l'extension et à faire cesser son abduction et sa rotation en dehors; mais il a fait ses opérations cinq ans après le Mémoire sur

(1) *Gazette médicale de Paris*, mémoire sur les positions dans les maladies articulaires, p. 740 et 744.

la rupture de l'ankylose, que j'ai publié dans la *Gazette Médicale de Paris*, et deux ans après mon *Traité de thérapeutique des maladies articulaires*, où, tout en me plaignant de réussir moins bien à la hanche qu'au genou, j'indiquais des procédés analogues à ceux que je suis aujourd'hui, et qui auraient mieux réussi si des circonstances particulières ne m'avaient conduit à les appliquer presque uniquement à des adultes.

Quant à M. Crocq, qui approuve le conseil donné par Langenbeck d'opérer le redressement avec les mains, et d'appliquer, aussitôt après, un bandage amidonné, je lui répondrai : « Comme vous avez confondu sous le nom de tumeurs blanches les arthrites aiguës phlegmoneuses, les tumeurs fongueuses, les abcès, les ankyloses, etc., etc., je me demande quelles sont celles de ces maladies auxquelles vous voulez appliquer le redressement immédiat. Sont-ce les arthrites aiguës ? Mais je vous ai devancé de treize ans, puisque j'ai proclamé dans ces cas la nécessité du redressement immédiat dès l'année 1840 (1). Sont-ce les tumeurs blanches avec ankyloses plus ou moins solides? Mais

(1) Mémoire sur les positions dans les maladies articulaires, *Gazette médicale de Paris*, 1840.

alors je vous ai encore devancé de plus de trois ans, comme le prouve mon Mémoire sur la rupture de l'ankylose, publié en 1850 (1). Le rétablissement de la rectitude est impossible, du reste, dans ces cas, s'il n'est précédé de la flexion préalable, méthode connue, il est vrai, lors de la publication de votre ouvrage, mais dont vous ne parlez pas. »

Quoi qu'il en soit, Messieurs, quel rapport établir entre quelques propositions vagues, incomplètes, semblables à celles que je pourrais montrer dans mes écrits les plus anciens, et le système que je viens de vous exposer, dans lequel tout s'enchaîne, la théorie et la pratique, où toutes les difficultés sont prévues et à chacune desquelles on donne une solution spéciale, depuis la rupture des adhérences jusqu'aux moyens d'assurer une immobilité immédiate?

A Dieu ne plaise, cependant, qu'en revendiquant mes droits sur l'établissement des principes de l'opération et de sa constitution dans un ensemble dont toutes les parties sont liées entre elles, je méconnaisse les emprunts que j'ai faits à un grand nombre d'auteurs. Ce sont les principes posés par

(1) Mémoire sur la rupture de l'ankylose, *Gazette médicale de Paris*, 1850.

M. J. Guérin, qui m'ont conduit aux grandes sections sous-cutanées des muscles. Sans les travaux de MM. Dieffenbach et Palasciano sur le genou, je n'aurais pas étendu à la hanche la rupture des adhérences par flexion. Le bandage amidonné que j'emploie n'est que la reproduction du bandage de M. Seutin, et mes attelles en fil de fer recuit sont imitées des treillis qu'avait imaginés Mayor. Nos devanciers concourent toujours puissamment à nos découvertes , et ce n'est pas moi qui leur refuserai la justice qu'ils méritent.

Je m'arrête ici, Messieurs : nous avons déjà dépassé d'une heure le temps habituellement consacré à vos séances. Je ne peux que répéter ce que je disais il n'y a qu'un instant : pour trancher les questions pendantes entre nous, l'expérience seule doit être invoquée. C'est à cette expérience que j'en appelle, et je ne l'invoque ni à huis clos ni dans un avenir éloigné. Grâce à l'obligeance de l'un de vos collègues, M. Adolphe Richard, mes procédés seront mis à l'épreuve demain, publiquement, dans l'amphithéâtre de la clinique de l'Ecole. Je vous convoque à l'opération de coxalgie que je dois pratiquer à cette clinique, et à une autre du même genre que des circonstances particulières me permettent de faire en ville. Vous pourrez non seulement voir pratiquer ces opérations, mais vous pourrez en suivre les conséquences éloignées, puisque les malades resteront sous vos yeux.

# PREMIÈRE CLINIQUE.

---

## JEUDI 19 AOUT.

### CLINIQUE DANS L'AMPHITHÉATRE DE M. NÉLATON.

---

### COXALGIE AVEC FLEXION, ADDUCTION, ANKYLOSE INCOMPLÈTE ET INFLAMMATION CHRONIQUE. REDRESSEMENT IMMÉDIAT.

Cette clinique a lieu en présence d'un grand concours de médecins et d'élèves qui remplissent l'amphithéâtre. Dans l'enceinte réservée, on remarque M. Nélaton, professeur à l'École de Médecine; MM. Bouvier et Hervez de Chégoin, Membres de l'Académie de Médecine; MM. Adolphe Richard et Verneuil, chirurgiens des hôpitaux ; M. Serres, d'Alais ; M. Houel, conservateur du musée Dupuytren, M. Béraud, prosecteur de la Faculté.

On apporte sur la table d'opération, un enfant de dix ans, assez bien constitué, atteint, depuis sept mois environ, d'une coxalgie du côté gauche survenue à la suite d'une chute et accompagnée d'un raccourcissement notable. Cet enfant éprouve des douleurs qui sont toujours allées en augmentant et qui depuis quatre mois le mettent dans l'impossibilité de faire un seul pas. Je fais à son sujet la clinique suivante :

Messieurs,

En prenant la parole dans cette enceinte, mon premier devoir est d'adresser mes remerciements à M. Nélaton, qui veut bien me permettre de le remplacer un instant dans cette chaire à laquelle il a donné une illustration si légitime. Je m'empresse aussi d'unir à M. Nélaton dans les témoignages de ma reconnaissance M. Adolphe Richard, qui a eu l'extrême bonté de chercher des malades sur lesquels je pusse appliquer à Paris mes procédés de redressement immédiat et de cautérisation sous le bandage amidonné.

Lundi dernier, j'ai exposé ces procédés d'une manière générale devant l'Institut; et hier, j'ai discuté avec détail leur application à la coxalgie, en présence des membres de la Société de chirurgie. Mais je sens moi-même toute l'insuffisance de ces dissertations. En décrivant des procédés, on n'en donne qu'une idée incomplète; et en citant des observations anciennes recueillies loin de l'auditoire qui nous écoute, nous ne parvenons pas à entraîner sa conviction. Quand je dis qu'on peut en une séance redresser une difformité de la hanche comme celle que vous avez sous les yeux, l'assemblée éprouve un doute involontaire; et lorsque j'ajoute que les manœuvres, les sections même que nécessite ce redressement n'entraînent aucune douleur, aucune inflammation durables, le doute devient plus profond et fait place à l'incrédulité. Un seul moyen peut faire cesser toutes ces hésitations : c'est une démonstration pratique. C'est cette démonstration que je viens tenter aujourd'hui devant vous.

Mais avant de commencer notre opération, rendons-nous bien compte de l'état de notre malade, et des difficultés que nous avons à vaincre.

Vous voyez que cet enfant se tient toujours couché sur le côté droit, qui est le côté sain. Dans cette situation, le pied gauche, c'est-à-dire le pied

du côté malade n'atteint que le dessus de la malléole du côté opposé ; le raccourcissement apparent est de quatre centimètres environ. La cuisse paraît un peu fléchie et inclinée en dedans ; le grand trochanter fait une saillie anormale en dehors ; le bassin est remonté, et la région lombaire présente une profonde concavité en arrière.

A quoi tient le raccourcissement de tout le membre malade, raccourcissement qui vous paraît de quatre centimètres environ ? Peut-être à l'élévation du côté correspondant du bassin ?

Pour vérifier la part que cette élévation peut avoir au raccourcissement, je vais, suivant la méthode ordinaire, faire coucher le malade sur le dos et exercer une traction sur le membre le plus court.

Ce changement de position est difficile ; et dès que je tire sur la jambe raccourcie, l'enfant pousse des cris et manifeste de vives souffrances. Vous voyez là combien sa hanche est douloureuse ; le moindre ébranlement est insupportable. Vous constatez de plus que les efforts que je peux faire ne produisent ni allongement du membre affecté, ni abaissement de l'épine iliaque correspondante. Pourquoi l'os des îles garde-t-il ainsi sa position vicieuse ? Est-il maintenu fortement retiré en haut, comme le pensait Mayor, par la contraction des muscles qui des côtes s'attachent à son bord supérieur ? Vous restez incertains.....

Mais ce raccourcissement, qui se combine avec la saillie du grand trochanter, avec l'adduction et la flexion de la cuisse, ne serait-il pas dû à une luxation spontanée sur l'os de îles ? Je cherche en arrière de la hanche la saillie de la tête du fémur ; je ne la sens pas : mais , comme dans la plupart des luxations pathologiques, elle n'est pas non plus perceptible. Vous ne pouvez encore résoudre la question, et vous restez une seconde fois en présence de questions que vous ne pouvez résoudre.

Que faire pour sortir de tous ces doutes ? Mesurer la distance qui sépare l'épine iliaque d'un côté de la rotule correspondante ? S'il y a luxation, dites-vous, cet espace sera moindre du côté malade ; s'il n'y a pas de luxation, il sera égal.

Je mesure et je trouve trente-un centimètres du côté malade, vingt-neuf centimètres du côté sain ; en d'autres termes, deux centimètres de plus du côté où vous supposez une luxation, un raccourcissement réel. L'incertitude et la confusion sont à leur comble...

Vous continueriez, Messieurs, avec les auteurs

classiques à flotter irrésolus au milieu de toutes ces difficultés, si une méthode d'observation plus perfectionnée ne vous aidait pas à en sortir.

Je prends la cuisse du malade, je la fléchis à quarante-cinq degrés, et je l'entraîne du côté sain. Pendant que je la soutiens pour éviter toute douleur au patient, je fais coucher celui-ci sur le dos, la colonne vertébrale pressant le lit dans toute sa longueur, je place le membre sain dans la rectitude, et voilà que je peux observer le malade, non plus dans l'état de contorsion où il se tenait involontairement et qui empêchait toute observation précise, mais dans la condition favorable que crée la rectitude du tronc et du membre sain : et alors tout devient clair ; alors nous voyons que du côté malade la cuisse est fléchie sur le bassin à quarante-cinq degrés environ ; elle est entraînée dans une telle adduction, qu'elle croise la partie moyenne de la cuisse saine ; le talon n'atteint que le haut du mollet sain ; enfin, le raccourcissement est en réalité de trente centimètres.

A présent que nous nous sommes rendu bien compte des rapports de la cuisse et du bassin, cherchons quelle est la fixité de ces rapports.

Je tâche d'imprimer quelques mouvements à la cuisse. Toutes ces tentatives sont douloureuses et ne laissent découvrir aucune mobilité dans la hanche. Je ne conclus pas de cette observation qu'il y a ankylose complète : j'en conclus seulement à l'existence d'une grande raideur. Une partie de l'immobilité peut tenir à la contraction musculaire exaspérée par la douleur. Cette contraction cessera pendant l'éthérisation, et il ne restera que la raideur organique que M. Jules Guérin désigne sous le nom de rétracture.

C'est cette ankylose incomplète combinée avec la direction vicieuse suivant laquelle la cuisse est soudée à l'os des îles qui est cause de toutes les déformations que nous avons observées lorsque le malade prenait la position qui lui est naturelle. Je ramène la cuisse dans cette position primitive, et vous voyez se reproduire l'élévation de l'épine iliaque, la saillie du ventre en avant, la cambrure des reins, etc. Ces changements sont inévitables ; car, si la cuisse est ankylosée dans la flexion, on ne peut l'étendre sans que le bassin ne se dirige en avant ; et si elle est ankylosée dans l'adduction, on ne peut la ramener à la rectitude sans que le bassin ne s'élève.

Tout ce que vous venez de voir dans le décubitus horizontal, peut être montré dans la station verticale. Dès que notre pauvre enfant essaie de se tenir sur ses pieds, il fait porter le poids de son corps sur la jambe saine, et il tend à ramener sa cuisse malade dans une direction rapprochée de la verticale. Voyez comme son membre gauche reste plus court que l'autre de quatre centimètres environ; comme sa hanche malade est relevée , son ventre proéminant, ses reins cambrés, ses fesses saillantes.

Voulez-vous faire disparaître toutes ces contorsions? voulez-vous rendre au tronc sa rectitude? soutenez la cuisse malade, portez-la dans une flexion et une adduction suffisantes, et immédiatement le tronc sera droit: toutes les parties similaires du bassin seront au même niveau. Je laisse à présent retomber le membre malade, et toutes les déformations consécutives se reproduisent.

Nous avons donc la preuve irrécusable, acquise pendant l'examen fait sur le malade debout comme sur le malade couché, que la cuisse est fixée sur le bassin dans la flexion et l'adduction, et que toutes les autres difformités auxquelles se sont arrêtés les auteurs classiques ne sont que des effets secondaires. Concluons que pour rendre à ce malade une bonne conformation, nous n'avons qu'à faire cesser la flexion et l'adduction du fémur sur le bassin.

Le problème mécanique est ainsi réduit à une grande simplicité. Mais avant d'en aborder la solution continuons notre examen.

Existe-t-il une luxation spontanée ? ou, d'après les idées que je soutiens, la tête du fémur est-elle remontée dans le cotyle ulcéré et agrandi en haut et en dehors ? Pour résoudre cette question, je place de nouveau tout le corps dans la rectitude, la cuisse malade étant au degré de flexion et d'adduction voulues ; je donne à la cuisse saine fléchie une direction aussi exactement que possible parallèle à la cuisse malade. Dans cette situation, le genou sain déborde de plus d'un centimètre le genou malade. Je pourrais conclure de cette observation qu'il y a eu absorption des surfaces articulaires ou luxation de la hanche malade; mais, comme je n'ai pas soumis à une étude suffisante ce mode d'exploration, j'hésiterai à conclure et j'attendrai le résultat de mon opération. Si, en l'exécutant, je peux déterminer un mouvement de va-et-vient dans le sens de l'axe du fémur, j'en conclurai qu'il y a agrandissement par ulcération du cotyle. Si ce mouvement est impossible, je maintiendrai que la tête du fémur est restée dans sa cavité.

Les vives souffrances du malade, l'exaspération

que produisent tous les mouvements, le gonflement des glandes du pli de l'aine nous montrent une inflammation de la hanche. Mais cette inflammation est-elle accompagnée d'abcès et d'ulcération des cartilages?

En ce qui regarde les abcès, j'explore toutes les parties molles qui entourent la jointure : je ne trouve aucune fluctuation évidente.... M. Nélaton n'en trouve pas non plus....

Ces explorations prouvent seulement qu'il n'y a pas de pus accessible au toucher ; mais il pourrait en exister dans la profondeur de la jointure, où il est impossible de le sentir.

Quant à l'ulcération des cartilages, les craquements qui en annoncent la présence, ne peuvent être reconnus actuellement : ce n'est que pendant l'anesthésie qu'il nous sera possible de juger de leur existence ou de leur absence.

Ainsi il est des points de diagnostic que nous résolvons d'une manière positive : ce sont les rapports de la cuisse et du bassin, leur fixité, leur association avec un état inflammatoire de la hanche. Il en est sur lesquels nous prononcerons pendant l'opération, savoir : la part de la douleur dans la fixité de rapports, de l'existence ou l'absence d'ulcération des cartilages, et d'un déplacement de la tête du fémur.

Quant aux indications à remplir immédiatement, nous n'hésitons pas à le dire, elles consistent à faire cesser la flexion et l'adduction du fémur, positions qui entretiennent les douleurs et préparent la luxation spontanée, à immobiliser le membre inférieur dans la meilleure position qu'on pourra lui donner, et à l'entourer de ces corps mauvais conducteurs du calorique qui sont les plus propres à guérir les inflammations.

Ces principes posés, nous allons procéder à l'opération.

Le malade sera endormi avec de l'éther bien rectifié, placé dans la vessie entourée d'un sac en étoffe, dont l'invention, extrêmement précieuse, est due à M. Jules Roux, de Toulon. Ce mode d'éthérisation agit avec autant de promptitude que la respiration du chloroforme. Nous y sommes habitués, et dans une opération qui va durer près de trois quarts-d'heure, nous ne voulons employer que des agents dont l'innocuité ne nous laisse aucune incertitude . . . . . . . . . . . . . . .

Quatre minutes sont écoulées, le malade est endormi, nous pouvons procéder aux préparatifs de l'opération.

Nous commençons par placer le bassin dans l'étau qui doit le fixer. Nous le serrons de chaque côté entre deux leviers matelassés, excellente invention de M. Blanc, de Lyon; nous l'assujétissons aussi avec des sous-cuisses également matelassées.

La fixité est aussi complète que possible, nous pouvons procéder à l'assouplissement de la hanche.

. . . . . . . . . . . . . . . . . . . . . . . . .

Vous le voyez, depuis que le malade est endormi on peut faire exécuter au fémur des mouvements dans l'étendue de 8 à 10 degrés : la contraction spasmodique des muscles ne produisait donc de raideur que dans cette étendue très-limitée.

Au-delà de ces quelques degrés, nous trouvons une grande résistance, il faut la vaincre......... J'imprime à la cuisse de légers mouvements de flexion, puis d'extension; je la fléchis, je l'étends.... Il n'y a que cinq minutes que je fais ces mouvements, et voilà que le fémur peut décrire un arc de près de 90 degrés; je fais toucher le devant du ventre à la cuisse . . . . . . . . . . . . . . .

Nous pouvons passer aux mouvements alternatifs d'adduction et d'abduction. Je fais ces derniers avec beaucoup de douceur : car, exécutés avec violence, ils pourraient fracturer le fémur. . . .

. . . . . . . . . . . . . . . . . . . . . . . . .

La mobilité fait des progrès . . . . . . . . .

Nous pouvons passer aux mouvements de circumduction, qui résument tous les mouvements normaux de la cuisse. Je décris avec le genou un cercle de 20 centimètres de diamètre.......... Ce diamètre est à présent de 30 centimètres, il s'étend progressivement . . . . . . . . . . . .

. . . . . . . . . . . . . . . . . . . . . . . . . .

Voici un quart-d'heure que nous agissons, la mobilité est suffisamment rétablie.

Pendant toutes ces manœuvres je n'ai entendu aucun craquement. Je vais tirer et repousser plusieurs fois le fémur dans le sens de son axe.... Je ne reconnais aucun mouvement de va-et-vient : il n'y a donc aucune ulcération des cartilages, aucune luxation spontanée.

Nous pouvons procéder au redressement . . .

. . . . . . . . . . . . . . . . . . . . . . . . . .

Je m'applique à porter la cuisse dans l'extension et l'abduction, toujours par des mouvements alternatifs...... j'exerce des tractions sur le membre pendant qu'il est étendu et dans l'adduction..... Il se redresse. Je le porte dans l'abduction..... Vous le voyez, les deux pieds arrivent à la même hauteur, le redressement est à peu près complet.

. . . . . . . . . . . . . . . . . . . . . . . . . .

Il nous faut à présent enlever le malade de l'étau dans lequel il est serré : nous l'examinerons plus facilement quand il sera à nu ; nous éviterons plus sûrement alors toute illusion. . . . . . . .

. . . . . . . . . . . . . . . . . . . . . . . .

A présent que le corps est étendu sur le lit, vous voyez que s'il est abandonné à lui-même, il tend à reprendre sa situation vicieuse ; mais si je tire le côté malade, pendant que je repousse le côté sain, j'établis la plus parfaite égalité de longueur entre les membres ; les deux côtés du bassin sont au même niveau, il n'y a plus d'adduction. . . . . . . . . . . . . . . . . . . . .

Regardons les lombes..... Elles présentent encore un peu de cambrure : la flexion n'a donc pas entièrement disparu. Pour la diminuer, je place le malade de côté, et pendant qu'un aide presse sur le bassin en arrière, j'opère des mouvements multipliés d'extension . . . . . . . . . . . . .

J'examine de nouveau..... Le peu de flexion et d'adduction qui restent, ne me paraissent justifier aucune section des muscles. . . . . . . .

. . . . . . . . . . . . . . . . . . . . . . . .

Nous allons procéder à l'application du bandage. Après l'avoir mis, nous complèterons ce qui nous reste à faire.

Vous le voyez, nous garnissons d'une couche épaisse d'ouate, de coton, tout le membre malade et tout le bassin ; nous entourons même cette dernière partie d'un matelas formé avec du coton piqué entre deux linges, afin que toute pression douloureuse soit évitée..... Sur cette couche protectrice, nous formons des tours de bande qui sont amidonnés.... A présent, viennent les attelles en carton s'étendant, à la manière de M. Seutin, des orteils au bassin, et placées sur l'os des îles, du côté sain comme du côté malade..... Le tout est assujéti par des tours de bande nombreux.... Quoique nous ayons à faire à un enfant, nous avons déjà employé quarante mètres de bandes. Cependant, notre appareil n'a point de solidité. Si nous nous arrêtions ici, la déformation se reproduirait : il faut solidifier dès à présent le bandage..... Nous plaçons des attelles en fil de fer recuit en avant, en arrière, en dehors du membre inférieur et de la hanche. Nous les moulons aussi exactement que possible sur la forme des parties. Cette carapace solide est assujétie par de nouveaux tours de bande qui cachent entièrement les fils de fer.

Voyons s'il reste encore quelque trace de difformité.... Je trouve un peu de flexion et d'adduction.

Je vais faire presser sur les fesses pendant que j'étendrai la cuisse et que je la porterai en dehors.

. . . . . . . . . . . . . . . . . . . . . . . .

Vous le voyez, tous les mouvements que je produis sont conservés par l'enveloppe en fil de fer.

L'opération est terminée, les membres sont égaux, à quelques nuances près, l'immobilité est absolue.

## DOUBLE OPÉRATION DE COXALGIE. — REDRESSEMENT SANS RÉDUCTION.

Le jour de la clinique que je viens de reproduire, je me rendis, à 4 heures du soir, rue du Bouloi, 15, pour opérer une jeune fille de la Lorraine, affectée d'une double coxalgie.

Cette jeune personne, âgée de 11 ans, s'était bien portée jusqu'à la fin de l'année 1857, époque à laquelle elle avait été atteinte de la scarlatine. Dans la convalescence de cette grave éruption, elle fut affectée d'une anasarque et d'une douleur dans la hanche gauche. L'anasarque disparut; mais la coxalgie, qui avait commencé au milieu de janvier s'aggrava graduellement. Vers le mois de juin, le médecin ordinaire reconnut une luxation de la cuisse, et sur la fin de juillet la malade fut transportée à Paris. On consulta dans cette ville MM. Malgaigne, Bouvier et Nélaton. M. Malgaigne conseilla de tirer sur la cuisse luxée avec des poids de plus en plus lourds. M. Bouvier, à qui la famille s'adressa ensuite, trouva l'enfant trop faible pour être soumise à un traitement orthopédique, et conseilla provisoirement les eaux de Plombières. M. Nélaton engagea les parents à conduire leur enfant à Lyon, où l'on assurait, dit-il, avoir réussi dans des cas de ce genre.

Comme on le voit, aucun des chirurgiens successivement consultés ne proposa de se charger de la malade, et, s'ils ne déclarèrent pas tous qu'elle était incurable, ils agirent comme s'ils en avaient été convaincus.

Quoi qu'il en soit, ayant été consulté à mon tour, je conseillai de tenter le redressement immédiat et la réduction.

Le 24 du mois d'août, lorsque je procédai à cette opération, MM. Bouvier, Guersent et Adolphe Richard me faisaient l'honneur de m'accompagner.

J'ignorais à cette époque que M. Bouvier eût été consulté.

La jeune malade se tenait assise dans son lit. Sa jambe gauche était dans une telle adduction, qu'elle croisait la partie supérieure de celle du côté opposé, et qu'elle suivait presque le plan antérieur du bassin. Une semblable position supposait une luxation de la tête du fémur qu'on pouvait facilement sentir au-dessous du grand fessier. Nous diagnostiquâmes tous une luxation spontanée. Il n'y avait, du reste, point d'abcès, et la malade ne souffrait pas au repos ou lorsqu'on imprimait à sa cuisse de légers mouvements.

La cuisse droite était légèrement fléchie et portée dans une abduction assez prononcée. Lorsque, pour compléter mon examen, je voulus la redresser et l'étendre sur le lit, je vis qu'elle ne pouvait être ramenée dans la direction de l'axe du corps. Elle était très-fixement soudée dans la position qui produit l'allongement apparent. A son côté externe et au-dessous du grand trochanter, existait depuis trois mois un trajet fistuleux, dans lequel le stylet pénétrait à 10 centimètres de profondeur, et que je jugeai provenir de l'articulation coxo-fémorale droite.

Les deux hanches étaient donc malades. L'une

d'elles était probablement le point de départ d'une suppuration, et elles ne pouvaient être éloignées ni l'une ni l'autre de la position qu'elles avaient prise. Aussi, pour que le tronc reposât sur le dos, fallut-il que les deux cuisses, tout en restant très-inclinées à droite, fussent soutenues de manière à faire avec le corps un angle presque droit.

On voit par cette description à quelle horrible déformation nous avions affaire. Aussi, la pauvre enfant gardait-elle toujours le lit, et ne pouvait se soutenir, même avec des béquilles, quoique depuis longtemps elle souffrît à peine.

L'anesthésie obtenue et le bassin fixé à l'aide de l'étau, je commençai par imprimer à la cuisse gauche des mouvements de va-et-vient dans le sens de l'axe du fémur. Ces mouvements prolongés pendant cinq minutes ne me parurent produire aucun effet évident. Je passai aux mouvements destinés à assouplir la hanche, et qu'il est inutile de décrire de nouveau. En les exécutant, je sentis dans l'articulation les craquements signes distinctifs de l'absorption des cartilages.

Quand l'assouplissement fut complet, je cherchai à étendre le membre inférieur en tirant sur la jambe. Je fis cesser sans peine toute flexion ; mais l'adduction persistait, quoique affaiblie, et l'on sentait toujours la tête du fémur hors de sa cavité. Il y avait plus de vingt minutes que j'agissais sur cette hanche sans pouvoir faire cesser l'inclinaison en dedans. Je me décidai alors à couper les adducteurs qui étaient très-rétractés. Toutefois, comme je tenais à placer le bandage immédiatement après cette section, je voulus m'occuper de la hanche droite avant de passer outre, je rendis à cette hanche sa mobilité par les procédés plusieurs fois décrits; je produisis, à chaque mouvement, des craquements qui prouvaient l'ulcération des cartilages, et, au bout de huit à dix minutes, je réussis à rendre à ce côté une parfaite rectitude.

Je revins alors au côté gauche qui me résistait si énergiquement, et je coupai tous les adducteurs à leur insertion au pubis, suivant le procédé que j'ai décrit dans mon *Traité de thérapeutique des maladies articulaires*. Cette section faite, le redressement du membre n'offrit plus aucune difficulté, et la malade, placée sur son lit, put être couchée sur le dos, les jambes à peu près égales et reposant sur toute leur partie postérieure. Il s'agissait de savoir si la réduction était opérée. Un examen attentif démontra que l'on sentait encore sous le grand fessier la tête du fémur gauche, et que la cuisse de ce côté conservait de la tendance à se raccourcir et à se tourner en dedans, la réduction n'était pas opérée; mais le redressement était complet, et l'on pouvait entrevoir le moment où cette malheureuse fille marcherait de nouveau.

Le bandage amidonné placé des deux côtés, nous déposâmes la malade dans un de mes grands appareils que nous avions heureusement à notre disposition. Elle y entra sans la moindre difficulté, et lorsqu'elle y fut assujétie, elle présenta une forme si normale, qu'on aurait pu croire qu'il ne restait plus rien à faire sous le rapport physique.

# DEUXIÈME CLINIQUE.

---

## VENDREDI 20 AOUT.

### DEUXIÈME CLINIQUE DANS L'AMPHITHÉATRE DE M. NÉLATON.

---

**TUMEUR BLANCHE DU GENOU AVEC FONGOSITÉS CONSIDÉRABLES ET AVEC UN TRAJET FISTULEUX ; FLEXION, ABDUCTION, LUXATION EN ARRIÈRE ET EN DEHORS, ANKYLOSE INCOMPLÈTE. — REDRESSEMENT ET RÉDUCTION IMMÉDIATS ; SIX PASTILLES DE POTASSE SOUS LE BANDAGE AMIDONNÉ.**

L'auditoire n'est pas moins nombreux qu'à la séance précédente. On y remarque comme la veille MM. Bouvier, Guersent, A. Richard, Houel. M. Duchenne de Boulogne, fait aussi partie de l'assemblée.

On apporte sur la table d'opération une petite fille de cinq ans, affectée d'une tumeur blanche du genou.

Messieurs,

L'enfant atteint de coxalgie que nous avons opéré hier sous vos yeux, a passé une bonne nuit. Il souffrait un peu ce matin, non de la hanche, mais du genou : j'ai attribué cette douleur à la pression exercée par les attelles en fil de fer. J'ai coupé les bandes qui pressaient ces attelles; je les ai un peu soulevées elles-mêmes, et la souffrance a disparu.

Une jeune fille qui a subi hier un redressement des deux hanches, en présence de plusieurs de vos maîtres, a également passé une nuit assez tranquille.

Votre attente satisfaite sur ces deux points, je passe au sujet de la conférence d'aujourd'hui, qui a trait aux maladies du genou.

Vous avez sous les yeux une jeune fille de cinq ans, d'un tempérament lymphatique, affectée, depuis plusieurs années (nous manquons de renseignements précis à cet égard), d'un gonflement chronique du genou.

Ce gonflement existe, bien évidemment, dans l'articulation fémoro-tibiale; car ses limites sont celles de la synoviale. Lorsque nous explorons la partie tuméfiée, nous n'y trouvons aucune fluctuation évidente; le toucher n'y fait reconnaître qu'un empâtement mou; des veines nombreuses, apparentes sous la peau, sillonnent le tissu cellulaire sous-cutané. Cette tumeur doit être formée par des fongosités tapissant la surface interne de la synoviale, et pénétrant le tissu de cette membrane et celui des ligaments. Si c'était le lieu, j'exposerais mes études sur ce point d'anatomie pathologique. Il me suffira de vous dire que ces fongosités sont formées par le plasma organisé, arrivé jusqu'à la période où il est pénétré de vaisseaux capillaires, mais arrêté dans son organisation et ne passant pas à l'état de tissu fibreux qui est le terme normal de son évolution (1).

Ce genou gonflé n'a pas sa direction normale : il est fléchi à peu près de 45 degrés. Cette flexion est réunie à une luxation incomplète du tibia en

(1) Voyez *Traité des maladies des articulations*, t. II, p. 10.

arrière. Vous voyez l'enfoncement qui existe au niveau de la tête de cet os, au-dessous de la rotule, et la saillie que cette tête forme du côté du jarret. Du reste, si quelque doute peut exister dans votre esprit sur l'existence de cette luxation, vous n'avez qu'à prolonger par la pensée les axes du fémur et du tibia. Vous voyez qu'au lieu de se rencontrer, comme du côté sain, au centre de l'articulation, ils se rencontrent en arrière des condyles du fémur.

Vous pourriez croire qu'à la flexion et à la luxation du tibia se réduit toute la difformité : il n'en est rien. Toujours avec la flexion de la jambe coexistent l'abduction et la rotation en dehors. Seulement, certaines précautions sont nécessaires pour apercevoir ces éléments morbides : il faut tourner le genou de manière à ce que la rotule regarde directement en avant.

Je donne au membre cette direction, et vous voyez que la jambe fléchie est portée en dehors et un peu tournée dans le même sens. Veuillez remarquer aussi, que la subluxation est un peu en dehors, en même temps qu'elle est en arrière.

Cherchons à présent jusqu'à quel point les rapports vicieux que nous venons d'observer sont maintenus avec fixité..... Je tâche de faire mouvoir le tibia sur le fémur, et je ne peux obtenir que des mouvements à peine perceptibles, bien qu'il n'y ait pas de contractions volontaires, car l'enfant ne manifeste aucune douleur. La rotule saisie entre les doigts ne peut être déplacée latéralement. Cette immobilité ne prouve pas l'existence d'adhérences solides : elle peut dépendre de la tension des ligaments et des muscles que produit la flexion. Nous jugerons mieux, du reste, pendant l'anesthésie, du degré de fixité de tous les rapports anormaux.

Il est impossible qu'avec une luxation du tibia en arrière, durant depuis plusieurs mois chez un enfant de cinq ans, il n'y ait pas une ulcération des surfaces articulaires. Cette ulcération que je diagnostique sera sans doute rendue plus évidente par les craquements que les mouvements imprimés à la jambe produiront bientôt entre les surfaces articulaires.

Cependant, en voulant changer, il n'y a qu'un instant, l'attitude du genou, j'ai éprouvé une résistance dans la hanche correspondante. Voyons donc si cette hanche n'est pas elle-même affectée.

Je vais l'explorer d'après les règles que j'ai exposées hier. Je fais reposer le tronc sur le lit dans toute sa longueur; j'étends le membre sain, et je tâche à présent de faire cesser la flexion de la cuisse. Je ne peux y réussir, bien que j'amène le corps sur le bord du lit pour me débarrasser de l'obstacle que m'oppose le genou fléchi. Tous les mouvements d'extension et d'abduction que je veux imprimer à la cuisse se communiquent au bassin et, par suite, à la colonne vertébrale. La hanche est donc aussi affectée; elle s'est fixée sans doute dans la flexion et l'adduction, par suite de la position vicieuse que lui a imposée le genou depuis longtemps malade et déformé.

Nous n'avons donc pas à nous occuper seulement du genou : nous avons à agir sur la hanche. Si nous laissions cette enfant dans la triste direction où elle se trouve, elle serait horriblement estropiée, et sa maladie serait entretenue par la torsion vicieuse que présentent plusieurs parties de sa jointure.

Que faire pour rendre au genou sa direction normale?

On pourrait proposer des appareils. Je ne conteste point leur utilité; mais il sera facile de vous prouver leur insuffisance et la difficulté de leur emploi.

Un appareil devrait d'abord opérer un redressement graduel de la flexion; il devrait ensuite remédier à l'abduction et à la rotation en dehors, et enfin repousser le tibia luxé en dedans et en avant.

Je vous laisse juge de l'insuffisance d'une machine qui ne remplirait que quelques-unes de ces indications, et de la complication de celle qui les remplirait toutes.

Cependant, il faudrait encore exercer des tractions sur la jambe pendant que l'on retiendrait le fémur; agir sur la flexion et l'adduction de la cuisse en même temps qu'on remédierait à la difformité du genou.

Tant de combinaisons sont bien difficiles à réaliser : elles ne sont pas inexécutables toutefois. Mais eût-on satisfait à toutes leurs exigences, on ne réussirait pas encore. On opèrerait le redressement direct, c'est-à-dire le redressement qui n'est pas précédé de la rupture des adhérences; or, sans cette rupture préalable on ne rendra jamais au membre sa direction normale, et surtout l'on ne fera pas cesser la luxation du tibia en arrière.

Nous nous trouvons ainsi ramenés au redressement avec les mains, précédé de l'assouplissement de la jointure, c'est-à-dire au redressement fait suivant les principes que j'ai développés hier dans leurs rapports avec les difformités de la hanche....

L'enfant est endormi. . . . . . . . . . . . Je saisis sa jambe au-dessus du mollet; j'essaye de la plier et de l'étendre alternativement. Je ne produis que des mouvements très-bornés, plus étendus cependant que pendant la veille. . . . . . . . .

Je continue ces mouvements alternatifs de flexion et d'extension, doux et graduellement plus étendus. . . . . . . . . . . . . . . . . . . .

Voici cinq minutes environ que j'opère, et déjà nous fléchissons la jambe assez complètement pour que le talon touche la fesse. Des craquements se font entendre pendant chaque mouvement, comme vous pouvez le reconnaître, non à l'ouïe, mais au toucher, en embrassant le genou avec les mains pendant que je le fais mouvoir. . . . . . Comme je n'ai pas fixé la cuisse, les mouvements du genou se sont communiqués à la hanche et ont rendu de la souplesse à cette jointure, qui n'est enraidie que par le repos et dans laquelle aucun craquement n'est perceptible. . . . . . . . . . . . .

Voilà dix minutes consacrées à l'assouplissement du genou et de la hanche. Le premier temps de l'opération est accompli : je peux passer au redressement. . . . . . . . . . . . . . . . . . .

Je me place au pied du lit, je fais retenir le bassin, je tire sur la jambe. . . . . . . . Vous voyez avec quelle facilité elle se redresse. . . . . . . . . . . . Je confie l'extension à un aide, et pendant qu'il maintient le membre étendu, je presse sur le fémur en avant et sur le tibia en arrière, pour faire cesser toute trace de luxation. . . . . . . . . . . . . . . .

Vous le voyez à présent, la flexion, l'abduction du tibia ont disparu; la luxation est réduite, la rotule est mobile; la hanche n'est plus fléchie ni penchée en dedans; en un mot la rectitude est rétablie.

Arrivé à ce point, nous nous sommes contenté hier d'appliquer le bandage inamovible; j'irai plus loin aujourd'hui : je ferai usage de la cautérisation sous le bandage amidonné, dont j'ai exposé lundi dernier les principes dans mon Mémoire à l'Institut (1). Le degré du gonflement m'engage à cette opération complémentaire.

J'ai là six pastilles de potasse entourées de coton et placées convenablement dans du diachylum; je vais les appliquer sur toutes les parties tuméfiées. . . . . . . . . . . . J'en place deux au-dessus de la rotule, deux sur les côtés de cet os et une à droite et à gauche de l'interligne articu-

(1) Voyez p. 15 et suiv.

laire. Si mes prétentions sont fondées, l'enfant ne ressentira aucune douleur de ces six applications d'un caustique qui détruit profondément la peau.

. . . . . . . . . . . . . . . . . . . . . . . . . .

A présent nous pouvons passer à l'application du bandage. Il sera exactement le même que celui que nous avons appliqué hier, non seulement, parce que la hanche est ici accidentellement et secondairement malade, mais parce que l'on ne peut immobiliser complètement un genou et assurer sa rectitude qu'en embrassant tout le membre inférieur et en comprenant la hanche dans le bandage.

Des aides tiennent le membre tendu pendant que l'on place successivement le coton, les bandes amidonnées, les cartons, les bandes, les attelles en fil de fer, et enfin les derniers moyens de déligation. . . . . . . . . . . .

L'enfant est réveillée, elle peut être transportée dans son lit. Son membre est parfaitement droit; sa luxation est réduite, tous les résultats en vue desquels l'opération avait été instituée sont obtenus; trois quarts-d'heure ont suffi à la solution du problème.

# TROISIÈME CLINIQUE.

---

**MERCREDI 1er SEPTEMBRE.**

---

## CLINIQUE A L'OCCASION DES DEUX MALADES OPÉRÉS LES 19 ET 20 AOUT PRÉCÉDENTS.

Messieurs,

Le jour même de la dernière opération que j'ai pratiquée dans cette enceinte, j'ai été obligé de quitter Paris. Je reviens aujourd'hui, afin d'examiner sous vos yeux les deux malades qui ont été le sujet de nos cliniques du 19 et du 20 août, et juger de ce qui nous reste à faire pour compléter leur traitement.

Voici l'enfant qui est affecté de coxalgie, à qui nous avons pratiqué, il y a treize jours, le redressement du membre inférieur, et appliqué immédiatement un bandage amidonné. Depuis le lendemain de cette opération, toutes les douleurs ont cessé, le sommeil, auparavant troublé par la souffrance, a été paisible; les mouvements de totalité du corps ont cessé d'être douloureux, et l'enfant, qui depuis trois à quatre mois ne pouvait sortir du lit, s'est levé ces jours-ci et a fait quelques pas dans la salle, en s'appuyant sur des béquilles ; son appétit a été parfait, et vous pouvez voir combien son facies est satisfaisant.

En voilà assez pour prouver toute l'innocuité de l'opération, en apparence si effrayante, que nous avons pratiquée, et pour démontrer quel soulagement rapide on peut obtenir, même après des mouvements étendus, par le bandage amidonné.

Pour juger jusqu'à quel point ce soulagement est complet, et pour bien nous rendre compte de ce qui nous reste à faire sous le rapport du redressement, je vais enlever momentanément la partie du bandage qui entoure le bassin et la hanche. Je conserverai celle qui est placée autour du membre inférieur, depuis le pied jusqu'au sommet de la cuisse, soit pour éviter une réapplication toujours longue de bandes et de cartons, soit pour conserver une prise facile sur le membre inférieur, que nous aurons besoin de tirer encore et de porter dans l'abduction. . . .

Tous les fils de fer sont enlevés, et à l'aide des ciseaux de M. Seutin, j'ai coupé tous les cartons qui entouraient le bassin. . . . . . . . . . .

La hanche et le tronc sont à présent complètement découverts. . . . . . . . . . . . . . .

J'essaie de faire exécuter quelques légers mouvements à la cuisse. . . . . . . . . . . . . .

Ces mouvements sont très-bornés; mais, vous voyez vous-mêmes qu'ils sont faciles dans une certaine étendue; et qu'ils ne se communiquent pas au bassin; bien plus, comme les explorations que je fais par le toucher, ils ne provoquent aucune douleur. Nous sommes loin des souffrances que le moindre ébranlement provoquait il y a douze jours. Le soulagement n'est donc pas seulement apparent: dû à l'immobilisation par le bandage amidonné, il est réel, il persiste après l'enlèvement de ce bandage.

Cependant, il est facile de voir que le redressement, bien que réalisé dans les quatre cinquièmes au moins, laisse encore quelque chose à désirer: il reste un peu de flexion, et surtout l'adduction n'a pas entièrement disparu. Je suis la méthode

9

d'exploration dont je vous ai montré la nécessité dans notre première séance : je soulève le membre malade, et je le porte assez en dedans pour que la colonne vertébrale repose sur le lit dans toute sa longueur, et que les deux épines iliaques soient au même niveau ; et voilà que le membre malade croise le membre sain au-dessous de la malléole externe. Cette persistance d'une partie de l'adduction est cause d'un peu de raccourcissement, et elle entraîne, du côté de la fesse, une saillie exagérée du fémur que je constate par le toucher.

Pour faire disparaître ces derniers vestiges d'adduction, nous endormons de nouveau le malade . . . . . . . . . . . . . . . . . . . .

Je fais fixer le bassin par des aides, aujourd'hui bien suffisants, et je m'applique à produire quelques mouvements de rotation. . . . . . . . Après une succession de mouvements qui ont duré trois à quatre minutes, je réussis à faire tourner la pointe du pied en dehors. . . . . .

Un aide tire sur le membre malade pendant qu'il repousse le membre sain . . . . . .

Grâce à ces efforts, toute adduction a disparu ; l'axe du tronc prolongé passe exactement entre les deux membres inférieurs : nous pouvons réappliquer le bandage amidonné . . . . . . . . .

Le vide qui reste au-dessus de la partie conservée du bandage est rempli avec du coton, nous faisons empiéter les cartons qui entourent le bassin sur ceux de la cuisse, et le tout est assujéti par des tours de bande et des attelles en fil de fer. . . . . . . . . . . . . . . . . .

Le malade peut être transporté dans son lit, mais avant de le perdre de vue, nous devons jeter un coup d'œil sur ce qui reste à faire pour compléter le traitement.

L'inflammation est dissipée, le léger retour de congestion que pourront produire les manœuvres d'aujourd'hui se dissipera rapidement. Le redressement est complet; il ne nous reste qu'à maintenir ce qui a été fait sous ce rapport. Mais après le rétablissement de la forme, il faudra nous occuper du rétablissement de la fonction.

Je conseille de laisser le nouveau bandage en place pendant trois semaines, et de ne le réappliquer au bout de ce temps que si les douleurs ne sont pas entièrement dissipées.

Dans une semaine, on pourra enlever les fils de fer et permettre au malade de se lever : il importe à sa santé générale qu'il marche et qu'il se promène dans les cours. On continuera à lui donner un régime fortifiant ; l'état de sa santé rend tout remède inutile.

Lorsqu'on cessera l'usage du bandage amidonné, je conseille de faire coucher le malade dans ma grande gouttière, qui embrasse le tronc et les deux membres inférieurs: de la sorte, restant toujours couché sur le dos, les deux membres étendus, il ne sera pas exposé à se déformer de nouveau.

Deux à trois fois par jour, à l'aide de cordes et de poulies convenablement disposées, on s'appliquera à rétablir la liberté des mouvements.

Enfin il sera utile de faciliter la marche avec un tuteur qui soutienne la hanche et s'adapte à des chaussures ordinaires. Je ne peux que vous indiquer ces divers moyens, dont vous trouverez la description étendue dans mon *Traité de thérapeutique des maladies articulaires.*

Grâce à ce qui a déjà été fait et à la combinaison des moyens qui seront encore mis en usage, cet enfant, qui depuis trois mois languissait dans son lit avec une lésion qui, traitée par les moyens ordinaires, peut s'aggraver jusqu'au point d'entraîner la mort, et qui, dans les cas les plus favorables, ne guérit qu'après des années et en laissant une claudication et une difformité horrible, cet enfant, dis-je, pourra guérir après trois ou quatre mois de traitement. Ce que nous avons obtenu en deux semaines nous donne la mesure de ce que nous obtiendrons avec un temps beaucoup plus long.

Avant de passer à un autre sujet, je veux vous dire quelques mots d'une jeune fille que j'ai opérée, en ville, d'une double coxalgie avec luxation spontanée du côté gauche, en présence de MM. Bouvier, Ad. Richard, et Guersent. Le cas a été difficile. Je n'ai pas pu opérer de réduction ; mais grâce à des manœuvres semblables à celles dont vous aviez été témoins le mêmejour, et grâce aussi à la section profonde des adducteurs, section dont nous avons pu nous dispenser ici, nous avons obtenu un redressement complet.

La jeune fille, qui était faible et avait éprouvé antérieurement une longue maladie, a eu de la fièvre pendant trente-six heures ; mais au bout de ce temps, le calme, le sommeil, et la gaîté se sont rétablis, ainsi que l'a constaté M. Richard, qui a continué à donner des soins à la malade.

Pour vous prouver la simplicité des suites de

cette double opération, il me suffira de vous dire que, huit jours après qu'elle a été faite, les parents sont retournés avec leur fille dans la Lorraine, qui est leur pays. Je sais que le voyage s'est fait heureusement; mais je ne peux en ajouter davantage pour le moment; j'aurais besoin de revoir cette malade pour compléter la cure; je veux constater seulement que l'opération a été simple dans ses suites et a répondu juqu'à présent à toutes mes promesses.

Voici la jeune fille qui a été opérée, le 20 de ce mois, d'une flexion du genou avec luxation spontanée, et à qui j'ai appliqué six pastilles de potasse caustique avant de placer le bandage amidonné. Parmi ceux qui avaient vu pratiquer cette cautérisation et opérer ce redressement et cette réduction difficiles, que compliqua le redressement de la hanche depuis longtemps fléchie, plusieurs furent effrayés et vinrent le lendemain s'informer de l'état de la malade : ils ne furent pas médiocrement étonnés de trouver celle-ci gaie et sans fièvre. Elle avait dormi et elle ne s'était pas douté que l'on eût fait sur son genou une application douloureuse. Le calme s'est continué jusqu'à présent sans interruption; le sommeil et l'appétit ont été parfaits, et vous pouvez constater que l'état général s'est même un peu amélioré; l'enfant me paraît moins pâle et moins bouffie qu'elle ne l'était au début du traitement.

Je vais enlever toute la partie du bandage qui recouvre les devants et les côtés du genou.

L'articulation malade est à présent à découvert. Vous pouvez constater que si la cautérisation n'a pas produit de douleur, ce n'est pas faute d'avoir agi activement. Les six escharres ont la forme et l'étendue que l'on observe d'ordinaire. Grâce au coton dont nous avons entouré le caustique, la potasse n'a coulé nulle part. Vous remarquez aussi que le coton est à peine humide, et que dès lors l'enveloppe protectrice que le bandage amidonné a fournie aux parties brûlées a prévenu toute suppuration abondante, il n'y a de trace bien manifeste de pus que vis-à-vis l'orifice du trajet fistuleux qui existait avant notre opération.

Ainsi tous les effets immédiats sont tels que nous les avons annoncés à l'avance comme propres aux cautérisations sous le bandage amidonné: le genou est insensible au toucher et aux ébranlements, état assez naturel, (puisqu'il n'y avait pas de douleur avant l'opération) que je fais remarquer cependant pour démontrer que nos manœuvres n'ont produit aucune inflammation consécutive.

Quant à la difformité du genou et à la luxation du tibia en arrière, vous n'en apercevez aucune trace; les choses sous ce rapport paraissent dans un état parfait.

Vous ne vous étonnerez pas que dans une maladie chronique à marche si lente, la tuméfaction soit très-notable encore après douze jours de traitement. Vous ne pouvez douter cependant que le genou n'ait diminué : la tension de la peau est moindre qu'elle n'était, et l'on n'aperçoit plus ces nombreuses veines sous-cutanées qui donnaient à la tumeur l'apparence d'un encéphaloïde.

Ces faits constatés, je vais envelopper de nouveau le genou de coton, de cartons et de bandes amidonnées . . . . . . . . . . . . . . .

Le bandage est actuellement remis dans son état primitif. Je suis d'avis de le laisser en place encore pendant trois semaines environ. On n'aurait besoin de le changer qu'autant que l'odeur deviendrait désagréable, ce qui pourrait bien avoir lieu dans dix à quatorze jours, eu égard à la suppuration que les cautères vont fournir avec plus d'abondance, à présent qu'ils ont été exposés, même momentanément, à l'air.

Avec son bandage amidonné, l'enfant marchera autant que possible, en s'aidant de béquilles, et elle tâchera de se promener chaque jour dans les cours : la déambulation, si recommandée par M. Lugol et par M. Seutin, est de la plus grande utilité.

Lorsque le bandage amidonné aura été enlevé, le membre devra être maintenu pendant la nuit dans une gouttière matelassée, et soutenu pendant le jour par un tuteur adopté à une chaussure. Les escharres seront pansées, matin et soir, avec de la charpie enduite de pommade iodée au dixième. Les pansements produiront une absorption d'iode facile à constater par l'examen des urines, et qui agira sur l'ensemble de la constitution. On pourra aussi faire des injections de teinture d'iode dans le trajet fistuleux.

En même temps que l'on assurera la rectitude du membre, qu'on facilitera la marche, et qu'on activera l'absorption par des applications d'iode faites sur des plaies suppurantes, on tâchera de rétablir la mobilité du genou par des mouvements passifs de flexion et d'extension, opérés avec les mains et prolongés, autant que possible, pendant dix à quinze minutes, par exemple, matin et soir. Si l'enfant était plus avancé en âge, j'emploierais des appareils spéciaux pour rétablir la mobilité.

J'espère que, par cet ensemble de traitement, on pourra guérir cet enfant dans l'espace de six à sept mois. Encore après ce temps faudra-t-il ne jamais négliger le soin de la santé générale et la conservation de la rectitude du membre.

Vous le voyez, Messieurs, toutes les propositions que j'ai avancées et qui pouvaient être vérifiées sur nos deux malades et dans l'espace de douze jours, sont confirmées par l'expérience. Vous constatez vous-mêmes qu'on peut opérer le redressement de la hanche ou du genou déformés depuis longtemps, en une seule séance, sauf à perfectionner plus tard le résultat, s'il laisse quelque chose à désirer; que ce redressement n'entraîne pas d'inflammation; bien plus, qu'il est suivi d'une diminution de tous les symptômes morbides, si le pansement est fait comme je l'ai indiqué; enfin, que la cautérisation sous le bandage amidonné peut ne produire aucune souffrance et hâter la résolution des engorgements. J'ose assurer que tout ce que nous disons de l'avenir de nos malades se réalisera également, et qu'en employant les méthodes complémentaires que j'ai exposées, on arrivera à une guérison telle que le permet la nature des lésions déjà accomplies. La guérison aura ainsi ses limites; car, après une maladie grave qui a altéré profondément la structure et les fonctions, il ne faut pas s'attendre à un retour intégral à une structure et à des fonctions aussi parfaites que dans l'état de santé: il y a toujours une certaine imperfection qui est en rapport avec la gravité des lésions que l'on a eues à combattre.

Après les démonstrations que j'ai faites et les preuves que j'ai données en faveur des méthodes que j'emploie, j'ai lieu de croire que ces méthodes seront mises en pratique au moins par quelques chirurgiens. Si mes espérances à cet égard venaient à se réaliser, j'insisterais auprès de ceux qui voudraient bien suivre la voie que j'indique pour qu'ils ne s'y engageassent qu'après s'être bien rendu compte des principes qui doivent les diriger, et pour qu'ils suivissent dans tous leurs détails les procédés dont l'expérience m'a démontré les avantages.

Il est des opérations qui tombent dans l'oubli sans avoir pu prendre rang dans la pratique ; il en est d'autres qui succombent pour s'être trop rapidement popularisées : telle a été, de notre temps, l'opération du strabisme. Admirable en elle-même, cette opération est de succès certain quand elle est faite à propos et dans la mesure convenable. Cependant elle est à peu près morte ; bien difficilement on peut vaincre les préventions défavorables qui l'accueillent. Pourquoi? C'est qu'au début, elle s'est vulgarisée avec une facilité déplorable. On l'a pratiquée dans toutes les villes, dans tous les hôpitaux sans étude préalable, sans expérience suffisante, et les fautes avec les insuccès qui les suivent se sont multipliées en si grand nombre que la méthode ne peut se relever des coups qu'elle a reçus.

Sans doute, le redressement immédiat et la cautérisation ne sont pas exposés aux dangers de cet excès de faveur : je ne crois pas moins nécessaire de proclamer combien est nécessaire l'observation exacte des règles que je ne trace qu'après de longues réflexions et de nombreux essais comparatifs.

Je m'arrête, Messieurs : je ne suis ici ni dans ma chaire ni au milieu du service qui m'est habituellement confié, et je dois craindre d'abuser des complaisances dont on veut bien m'honorer.

Je viens de passer six jours à Paris; j'ai exposé les méthodes que j'emploie dans le traitement des maladies articulaires, en présence de mes Maîtres, dont le nombre est, hélas! bien diminué par la mort; en présence de mes anciens compagnons d'étude, dont plusieurs ont eu des succès auxquels j'applaudis de grand cœur; je les ai exposés enfin devant cette jeunesse ardente et passionnée pour l'étude, dont vous êtes les représentants. Partout l'on a compris que je parlais avec l'unique désir de répandre des vérités utiles; partout j'ai été accueilli avec une bienveillance dont mon cœur est profondément touché.

Je saisis la seule occasion qui me reste d'exprimer à tous mes vifs et sincères remercîments.

# COMPLÉMENT.

---

L'histoire du voyage que j'ai entrepris d'écrire serait incomplète si je me bornais à reproduire mes dissertations devant des Sociétés savantes ou devant des élèves. Il me paraît convenable, en terminant, d'examiner les opinions qui ont été exprimées dans la presse sur les questions que j'ai soulevées ; de compléter, autant que je peux le faire aujourd'hui, l'observation des trois malades que j'ai opérés à Paris ; et d'indiquer l'influence qu'ont eue sur la pratique de mes confrères les conseils et les exemples que j'ai donnés.

## DISCUSSIONS DANS LA PRESSE.

Mes communications à l'Institut et à l'Académie de médecine ont été le sujet de comptes-rendus dont les auteurs se sont bornés, en général, au rôle d'historiens. Je crois cependant pouvoir dire que le petit nombre des rédacteurs de journaux qui assistaient à la séance de l'Institut ont été frappés des faits que j'ai produits pour démontrer la puissance de l'art dans la guérison des difformités. N'écoutant pas seulement la lecture d'un mémoire, dans lequel on peut toujours soupçonner quelque exagération, mais ayant sous les yeux les photographies des malades et les figures en plâtre faites avant et après le traitement, ils ont trouvé complète l'évidence des preuves sur lesquelles j'appuyais mes assertions. Les articles du ***Siècle***, du ***Cosmos*** et de l'***Union médicale*** témoignent de cette impression, qui a été exprimée avec trop de bienveillance à mon égard pour que je ne m'empresse pas d'en remercier les auteurs.

Cependant, la plupart des savants, des médecins

ou des gens du monde qui assistaient à l'Institut et à l'Académie de médecine étaient étrangers, par la spécialité de leurs travaux, aux méthodes de diagnostic et de traitement que j'exposais devant eux. Ils étaient témoins de démonstrations qui pouvaient les intéresser, mais qui ne devaient, dans aucun cas, modifier leur manière d'agir. Il n'en était pas de même à la Société de Chirurgie. Les hommes spéciaux de cette Compagnie savante avaient, en entendant développer des idées nouvelles sur les coxalgies, à examiner s'ils avaient à persister dans leurs opinions et dans leur pratique, ou s'ils devaient adopter en tout ou en partie les méthodes qui leur étaient recommandées. Ce n'était pas pour eux une question de curiosité; c'était une question de conduite à maintenir ou à modifier.

Dans ces conditions, on pouvait prévoir que ma communication ne serait pas suivie seulement de quelques comptes-rendus dans les journaux, mais qu'elle soulèverait une ardente polémique.

L'événement a justifié cette prévision.

Dans quatre séances successives, la Société de Chirurgie s'est occupée des maladies de la hanche. Parmi les orateurs qui ont pris la parole, soit à l'occasion de mon travail, soit à propos du jugement à porter sur deux coxalgies que M. Bouvier avait soumises à l'examen de ses collègues, les uns ont combattu les assertions que j'avais émises, les autres ont paru les adopter.

M. Michon a soutenu que les appareils pouvaient être suffisants, et qu'il avait dans son service, à la Pitié, des malades soumis à l'emploi de celui qu'a imaginé M. Martin, et chez lesquels il réussissait à guérir les difformités coxalgiques.

M. Legouest a prétendu que les sections tendineuses étaient inutiles, pour le redressement des mêmes difformités, et que les faits dont il avait été témoin, lorsqu'il suivait ma clinique, ne l'avaient pas convaincu de l'utilité de cette opération.

M. Bouvier a publiquement approuvé la méthode d'exploration que j'avais recommandée; et, résumant l'impression que lui avaient laissée les trois opérations de coxalgies pratiquées sous ses yeux, il a dit qu'il lui était démontré que le redressement immédiat pouvait réussir et n'entraîner aucun danger, lors même qu'on y joignait la section des adducteurs, et qu'il conservait seulement des doutes sur le succès définitif.

En examinant les opinions des orateurs qui m'ont combattu, je ferai d'abord cette remarque que MM. Michon et Legouest n'avaient assisté ni l'un ni l'autre à la séance de la Société de Chirurgie où j'avais fait mes démonstrations, et qu'ils n'avaient pas non plus vu opérer les malades de la Clinique et de la rue du Bouloi. Les preuves expérimentales que j'avais fournies en si grand nombre étaient donc comme n'existant pas pour eux. M. Legouest avait suivi, il est vrai, ma clinique en 1850 et en 1851 ; mais quoique ma pratique à cette époque dérivât des mêmes principes que celle que je suis aujourd'hui, cette dernière s'est enrichie de perfectionnements assez nombreux pour donner, comme je l'ai déjà fait observer dans ma réponse à M. Bouvier (1), des résultats supérieurs à ceux que j'obtenais à cette époque. On voudra bien remarquer, du reste, que je ne vante beaucoup ces résultats que chez les enfants au-dessous de 12 à 15 ans, et que M. Legouest n'a pu voir opérer à ma clinique que des adultes, chez lesquels les difficultés sont toujours grandes et sont souvent insurmontables.

Je regrette d'autant plus que M. Michon n'ait pas suivi mes démonstrations sur la véritable méthode de diagnostiquer les difformités de la hanche, que s'il eût appliqué cette méthode, il aurait trouvé, j'en ai du moins la conviction, que chez

(1) Voyez p. 89.

ses malades les difformités coxalgiques persistaient en très-grande partie. Tant qu'on n'aura pas étudié la direction de la cuisse pendant que la colonne vertébrale repose dans toute son étendue sur le lit et que les deux épines iliaques sont exactement sur le même plan, on ne pourra reconnaître avec précision les résultats obtenus. Du reste, il y a quelques années, j'ai mis à l'épreuve l'appareil que recommande M. Michon. Il avait été construit par M. Chavanon, ancien chef d'atelier de M. Martin, et j'ai reconnu expérimentalement, comme les notions d'anatomie normale et pathologique le démontrent suffisamment, qu'il est impossible de réussir, à son aide, à moins d'avoir affaire à des lésions très-légères et très-récentes.

M. Legouest a constaté les avantages des sections sous-cutanées des muscles de la hanche, et il a prétendu qu'il vaudrait mieux rompre ces muscles que les diviser. S'exprimer ainsi, c'est avouer d'abord qu'il est des résistances que l'on ne peut surmonter par l'allongement progressif des muscles, et qui exigent, pour être vaincues, une solution de continuité. Mais, après avoir ainsi concédé le principe, pourquoi rejeter la méthode et préférer une rupture qui n'a pas été soumise à l'expérience, dont rien ne démontre la possibilité et qui exige des violences capables peut-être de fracturer les os, à des sections d'une innocuité incontestable quand elles sont bien faites, et qui font cesser la résistance musculaire avec autant de certitude que de rapidité?

Bien des préventions accueillent encore la méthode sous-cutanée appliquée aux grandes sections qu'exige le redressement des pieds, des genoux et des hanches. Je ne peux m'expliquer ces préventions qu'en remarquant combien sont peu connus les véritables principes suivant lesquels on doit pratiquer les opérations sous-cutanées. Il n'est pas un fabricant d'instruments de chirurgie, à Paris, chez lequel on trouve des ténotomes assez longs et assez forts pour ces grandes sections, et l'on ne sait pas combien le bandage inamovible en assure la réussite. Je suis convaincu que si un plus long séjour me l'eût permis, j'aurais dissipé expérimentalement toutes ces préventions ; j'aurais montré comme un fait constant ce que j'ai obtenu dans le seul cas où j'ai fait la section des adducteurs, c'est-à-dire l'absence de toute hémorrhagie, de toute inflammation, de toute douleur et une innocuité telle, que huit jours après son opération, la malade a pu être transportée à plus de cent lieues sans aucun accident.

Ainsi, les discussions de la Société de chirurgie n'ont rien apporté qui pût modifier mes opinions, et j'y ai seulement enregistré l'adhésion de M. Bouvier, à laquelle j'attachais la plus haute importance, d'une part, à cause de l'autorité que je me suis toujours plu à reconnaître à ce savant auteur, et de l'autre, parce que, ayant suivi avec une attention scrupuleuse toutes les démonstrations que j'avais faites à Paris, il avait droit plus que personne d'émettre une opinion.

Les discussions de la Société de chirurgie ont été, à leur tour, le sujet de plusieurs articles. J'ai remarqué surtout ceux de M. Jules Guérin, dans la *Gazette Médicale*, et de M. Verneuil, dans la *Gazette hebdomadaire*.

Suivant M. Jules Guérin, la coxalgie n'est pas une maladie de l'articulation de la hanche, mais une difformité produite par divers états des muscles, qu'il distingue sous le nom de spasme, de contracture et de rétraction.

Certes, il existe indubitablement des difformités de la hanche qui sont dues, comme les pieds bots, à divers changements dans les conditions vitales et anatomiques des muscles. M. Jules

Guérin a eu raison d'insister sur l'existence et les caractères de cet ordre de lésions. Ce n'est pas moi qui en méconnaîtrai l'importance ; car ce fut une déformation de ce genre, dont j'ai cité les détails, à la page 306 du tome II de mon Traité des maladies des articulations, qui, m'ayant induit, il y a plus de vingt ans, dans une erreur de diagnostic qui me froissa vivement, fut le point de départ des recherches que je poursuis depuis cette époque sur les maladies des jointures.

Mais, de ce qu'il existe des coxalgies primitivement nerveuses et musculaires, en conclure que les lésions habituelles de la hanche ne débutent pas par l'articulation, que ce n'est pas dans la jointure même que se produisent primitivement les congestions sanguines, les sécrétions de sérosité, de plasma, de pus, et les ulcérations qui forment les caractères anatomiques des coxalgies, c'est nier des faits si évidents et si nombreux que je crains de n'avoir pas bien compris ou d'exposer imparfaitement la pensée d'un observateur aussi judicieux que M. Jules Guérin.

Suivant le même auteur, ce n'est qu'en adoptant sa manière de voir que l'on peut comprendre l'amélioration que le redressement produit dans les coxalgies aiguës. Il m'est difficile aussi d'admettre cette proposition; car c'est précisément la relation intime que j'apercevais entre les causes d'aggravation de l'arthrite et la torsion des jointures qui m'a conduit à opérer le redressement. Dès l'année 1840, j'ai démontré (1) que les directions vicieuses que prend le fémur dans les coxalgies entraînent la distension et la compression de certaines parties de la synoviale et de la capsule, et préparent les luxations spontanées; que dès lors il est naturel d'attendre une diminution des douleurs et un arrêt dans la marche du mal d'un redressement qui fait cesser toute distension, toute pression, et toute crainte de déplacement.

Les articles de M. Verneuil ont surtout fixé mon attention sous le rapport de l'importance que l'auteur attache à l'anesthésie comme moyen de faciliter le diagnostic et le redressement, et des distinctions qu'il établit entre les diverses maladies de la hanche.

On ne peut douter que l'on apprécie mieux pendant le sommeil anesthésique le degré de fixité de la cuisse et du bassin, et l'existence ou l'ab-

(1) Mémoire sur les positions des membres dans les maladies articulaires. *Gazette médicale de Paris*, année 1840, p. 721, 737.

sence du craquement, indices de l'ulcération des cartilages. Mais il importe d'aller plus loin et de ne pas se contenter des mouvements qui s'exécutent sans efforts, et auxquels on se borne, si l'on n'a en vue que le diagnostic. Il faut recourir à l'assouplissement complet et aux efforts qu'exige le redressement. C'est dans le cours de cette opération qu'on peut lever tous les doutes que laisse l'examen du malade éveillé. Comme on l'a vu plus haut, j'ai fait l'application de cette méthode sur le coxalgique qui a fait le sujet de ma première clinique. C'est à son aide que l'on aurait pu sortir de toutes les incertitudes dans lesquelles sont restées les membres de la Société de chirurgie au sujet des malades que leur a présentés M. Bouvier.

Si pendant l'anesthésie on eût imprimé au fémur les mouvements de va-et-vient décrits plus haut, on aurait vu si la tête fémorale pouvait monter et descendre alternativement, le bassin restant solidement fixé : l'existence de ce mouvement n'eût pas laissé de doute sur l'ascension de la tête fémorale dans sa cavité agrandie en haut et en dehors; son absence eût éloigné l'idée de luxation.

Passant à la question thérapeutique, M. Verneuil se demande quel est l'auteur qui le premier s'est servi de la chloroformisation pour faciliter le redressement des membres déviés. Il est porté à croire qur la priorité sous ce rapport appartient à M. Langenbeck. Il se réserve, du reste, de consulter des documents à cet égard.

Pour moi, je considère que l'application de l'anesthésie au redressement des membres découlait si naturellement, si nécessairement même de la découverte de l'éthérisation, qu'elle appartient aux inventeurs de cette méthode elle-même.

Cependant, si l'on attache quelque importance à savoir quels sont ceux qui les premiers ont fait cette utile application, je répondrai que M. Palasciano la fit sous mes yeux, il y a onze ans à peu près, et qu'il en a parlé dans son Mémoire sur la rupture de l'ankylose angulaire du genou, publié en 1847 ; depuis cette époque, je l'ai employée un très-grand nombre de fois, et pour toutes les jointures, comme on en voit la preuve dans des faits cités dans mes mémoires publiés dans la *Gazette médicale de Paris*, en 1848 et 1849, sur les appareils de mouvement, et en 1850 dans mon Mémoire sur la rupture de l'ankylose. L'ouvrage le plus ancien à ma connaissance qui parle des opérations de M. Langenbeck, est celui de M. Crocq sur les tumeurs blanches, qui a paru, à Bruxelles, en 1853. M. Crocq, qui dans son livre m'a fait l'honneur de citer fréquemment mes travaux, ne paraît pas avoir eu connaissance de mon mémoire de 1850.

Tout en adoptant en principe le redressement immédiat dans les difformités coxalgiques, M. Verneuil a parfaitement compris qu'il est des circonstances dans lesquelles il serait imprudent de tenter cette opération, et que, dans les cas mêmes où elle est praticable, le degré de succès que l'on peut obtenir offre de nombreuses différences suivant la nature des lésions auxquelles on a affaire. Il a été conduit dès lors à établir combien est erronée l'opinion généralement admise que la coxalgie chronique est une affection toujours la même, et, par suite, à rechercher les diverses variétés que l'observation permet d'y découvrir.

J'applaudis à ces distinctions ; mais je ne peux laisser supposer qu'elles existent d'hier et qu'on ne les retrouve point dans tous les écrits où j'ai pu développer ma pensée, sans être limité par le temps, comme on l'est toujours en présence d'une Société savante. Ce qui caractérise tout ce que j'ai écrit sur les maladies de la hanche, soit dans mon *Traité des maladies des articulations*, soit dans ma *Thérapeutique des maladies articulaires*, ce n'est pas seulement la préoccupation constante de la forme et des fonctions à connaître dans leurs déviations, et à rétablir dans leur normalité, c'est la distinction des diverses espèces de coxalgies intra-articulaires et péri-articulaires, aiguës, chroniques, de nature rhumatismale ou scrofuleuse, avec ou sans abcès, compliquées ou non d'hydarthroses, de luxations ou d'adhérences.

Je suis très-reconnaissant de la bienveillance avec laquelle M. Verneuil et plusieurs de ses confrères ont accueilli mes dernières communications; mais je ne peux m'empêcher de remarquer que tous ces auteurs les citent comme si elles constituaient l'ensemble de mes travaux, et que je n'eusse rien publié d'analogue sur les maladies articulaires. Une telle supposition serait loin de la vérité : mes travaux actuels ne sont que la continuation, le couronnement pour ainsi dire, de ceux que je poursuis depuis plus de vingt ans; tous reposent sur les mêmes méthodes d'analyse, sur les mêmes principes d'anatomie et de physiologie.

### SUITE DE L'OBSERVATION DES TROIS MALADES QUI ONT FAIT LE SUJET DES CLINIQUES REPRODUITES PAGE 95 ET SUIVANTES.

Je vais compléter, autant que je peux le faire,

aujourd'hui 3 novembre, l'observation des trois malades que j'ai opérés à Paris.

Le jeune coxalgique de la clinique de M. Nélaton ne tarda pas à pouvoir se lever et à marcher avec des béquilles après le pansement que je lui fis le 30 août. Sa santé resta toujours excellente, et il n'eut aucune perte d'appétit ni de sommeil.

En réappliquant le bandage amidonné, le 1er octobre , un mois après la deuxième opération, M. Adolphe Richard crut devoir faire encore des efforts pour compléter le rétablissement de la rectitude, le membre lui paraissant un peu entraîné dans l'adduction. Le 15 octobre, il plaça l'enfant dans un grand appareil bien matelassé que je lui avais envoyé ; et depuis cette époque, il jugea convenable d'empêcher le malade de se lever, et il se borna à rétablir la mobilité de la hanche, en fixant le bassin et en faisant mouvoir la cuisse à l'aide de cordes réfléchies par des poulies mises en mouvement, tantôt par un aide, tantôt par le malade lui-même.

Aujourd'hui, 3 novembre, la rectitude est parfaite; les deux membres sont symétriques; la hanche n'est douloureuse ni au toucher, ni sous l'influence de mouvements peu étendus; la santé générale est bonne. Il resterait à obtenir un peu plus de mobilité, résultat auquel on n'arrive que très-incomplètement après les vives inflammations, et à donner au membre assez de force pour qu'il pût supporter le poids du corps et servir à la marche. Il serait à désirer que l'enfant eût un tuteur et qu'il marchât chaque jour avec cet appareil. Au début, il soutiendrait encore le poids du corps avec des béquilles, et plus tard il se passerait de cet appui.

J'ai obtenu peu de détails sur les phases par lesquelles a passé la petite fille dont le genou, fléchi et luxé en arrière, avait été redressé et réduit. Je sais seulement, qu'au 3 novembre, la bonne direction du membre s'était parfaitement maintenue, mais que le gonflement n'avait pas diminué.

J'ignore si l'on a mis en usage les pansements et les injections iodées indiqués dans ma troisième clinique, et si l'on a veillé à ce que la malade sortît du lit et se promenât dans les cours, aidée de ses béquilles, et son membre continuant à être soutenu par le bandage. Quoi qu'il en soit, la persistance obstinée d'une tuméfaction considérable me conduirait à prescrire une nouvelle cautérisation sous le bandage amidonné ; mais je ne me contenterais plus de quelques pastilles de potasse caustique ; j'emploierais des traînées de caustique de Vienne et l'application, sur les escharres, de la pâte de chlorure de zinc, afin d'agir profondément et avec énergie.

Dès que les douleurs produites par cette nouvelle cautérisation seraient entièrement dissipées, je m'appliquerais à faciliter la marche, sans empêcher le pansement des plaies extérieures. Le tuteur qui, à mon sens, permettrait le mieux d'atteindre ce but serait formé d'une gouttière en cuir de vache, embrassant toute la circonférence du membre, fendue et lacée en avant, s'étendant du sommet de la cuisse jusqu'au-dessus des malléoles, où deux montants en fer, ajoutés latéralement à la gouttière, s'articuleraient avec un étrier engagé dans la chaussure.

Pour faire ces gouttières, il faut mouler les membres, et sur ce moule façonner et assujétir jusqu'à dessication complète le cuir mouillé et ramolli.

Après bien des essais sur les diverses espèces de tuteurs du genou, je n'en ai vu aucun qui donnât aussi complètement que celui-ci une force artificielle à la jointure malade et qui rendît la marche aussi facile. Les tuteurs qui se composent de montants latéraux unis entre eux par des colliers placés de distance en distance préviennent, il est vrai, la torsion des membres ; mais ils ne font pas corps assez intimement avec le genou.

Quant à la malade opérée le 19 août, rue du Bouloi, et qui fut transportée huit jours après dans son pays, à Daspich, département de la Moselle, j'en ai reçu d'abord des nouvelles par des lettres datées du 2 septembre et du 6 octobre. Dans la première de ces lettres, écrite par le père de la malade, douze jours après l'opération, se trouvait le passage suivant :

« Conduite à Daspich dans le coupé d'un train-poste, ma fille n'a éprouvé aucune douleur ni pendant le voyage ni pendant les trois jours suivants. Mais depuis cette époque elle souffre dans le genou du côté qui s'était le plus raccourci. Nous avons attribué ces douleurs au petit dérangement qu'elle a éprouvé après que nous l'avons eu sortie de la gouttière pendant quelques heures. Hier, la pauvre petite a voulu que nous l'y laissassions, car elle s'y trouve beaucoup mieux que lorsqu'elle est simplement étendue sur son lit. »

Comme on le voit, les douleurs étaient dues à des mouvements prématurés. Le voyage dans la double gouttière n'en avait produit aucun.

Dans sa lettre du 6 octobre, M. Lambert me disait :

« Depuis mon dernier avis, la santé de mon enfant est devenue meilleure ; son appétit est très-bon, et la nourriture qu'elle prend lui profite. Les douleurs que j'indiquais dans un genou n'ont pas eu de suite. Nous avons pu continuer des essais de marche tous les deux jours, et mon enfant s'en trouve bien ; elle s'appuie sans crainte sur l'une et l'autre jambes, et chaque soir nous la remettons dans sa gouttière. Le bandage amidonné s'est assez bien conservé. Quarante-six jours sont maintenant écoulés depuis l'opération ; il ne reste plus que quatorze jours à garder le bandage. Vous voudrez bien nous dire si les soixante jours indiqués dans votre consultation sont suffisants, tout paraissant dans un état parfait, et l'enfant n'éprouvant aucune douleur, pas même de sensibilité. M. Chollot, médecin distingué de ma localité, est venu hier ; il a trouvé ma fille très-droite.

« J'écris à M. Blanc pour qu'il m'adresse le tuteur double que vous avez ordonné, et pour lequel il a pris mesure à Paris.

« Un cultivateur de mes voisins, âgé de 35 ans, me prie de vous demander s'il vous est *aussi facile* de réduire les luxations anciennes. »

On le voit, tout s'était passé chez cette malade de manière à faire croire au père que sa fille était guérie, et, comme l'indique sa dernière phrase, qu'il m'était facile de réduire des luxations comme celle dont elle était atteinte. Il y avait dans ses appréciations beaucoup d'optimisme. Je dus le désabuser. Je lui écrivis que le redressement était obtenu, mais que la luxation n'était pas réduite ; que j'avais besoin de revoir sa fille pour compléter le traitement, et que, pour faire un tuteur convenable, il fallait l'essayer et le modifier après avoir jugé sur place de ses imperfections.

M. L..., se rendant à mes désirs, m'amena sa fille à Lyon, le 19 octobre, précisément deux mois après l'opération. Le bandage amidonné était intact ; et tant que les deux membres en furent entourés, ils parurent également longs et également droits : mais une fois débarrassés de toute entrave, ils se comportèrent différemment. Celui du côté droit conserva sa rectitude, et l'examen le plus attentif ne put y faire reconnaître qu'une raideur notable dans les mouvements ; tout était parfaitement régulier sous le rapport de la direction, des saillies et des distances du corps du fémur, du trochanter et du bassin. Le membre gauche, au contraire, se raccourcit de 2 centimètres environ, s'inclina et se tourna légèrement en dedans, dès qu'il fut abandonné à lui-même. On put sentir distinctement la tête du fémur sous le muscle fessier.

En présence d'états aussi différents à droite et à gauche, je crus devoir adopter un traitement consécutif égalcmcnt différent de l'un et de l'autre côté.

En ce qui regarde le membre droit, je pensai que la forme étant parfaitement rétablie, il fallait s'occuper de la fonction : d'une part, s'appliquer à rétablir la mobilité ; de l'autre, habituer le membre à soutenir le poids du corps pendant la marche, sans que la déviation pût se reproduire. Pour remplir la première indication, je fis placer au-dessus du lit une corde dont une extrémité s'attachait à un mouchoir placé autour du genou, et dont l'autre, munie d'un manche, devait être saisie par la malade. Je lui recommandai d'imprimer à l'aide de cet appareil des mouvements à sa cuisse, trois fois par jour, pendant une durée croissante de dix à vingt minutes. Ce conseil put être suivi sous mes yeux pendant trois jours; les mouvements artificiels ne produisirent aucune douleur et rétablirent en peu de jours une certaine mobilité.

Quant au membre gauche, il me parut nécessaire de le soumettre à des tractions chaque nuit, pendant tout le temps qu'il aurait de la tendance à se dévier; ces tractions furent faites suivant des procédés que j'ai décrits et figurés ailleurs. Elles suffisaient pour rendre momentanément le membre gauche aussi long et aussi droit que celui du côté opposé.

Un tuteur double devant soutenir les membres pendant la station et la marche, comme le faisait la double gouttière dans le décubitus dorsal, fut construit par M. Blanc. Une ceinture passée autour du bassin s'articulait de chaque côté avec deux tuteurs ordinaires des membres inférieurs munis de branches latérales internes et externes, de colliers de distance en distance, d'articulations au niveau de la hanche, du genou, du pied, et tels, en un mot, que je les ai figurés à la page 345 de mon *Traité de thérapeutique des maladies articulaires.* Cet appareil ne fut prêt que le 28 octobre. Dès qu'il fut appliqué, les deux membres parurent de nouveau bien conformés, la malade put faire quelques pas sans douleur, soutenue à droite et à gauche par des aides. En la voyant parfaitement droite et ne souffrant pas, on ne pouvait douter qu'elle n'arrivât un jour à marcher avec une très-faible claudication. Le père, impatient de retourner à ses affaires, partit le soir même pour son pays. C'était le 28 octobre, dix jours après son arrivée à Lyon.

Le traitement a été ici complet ; les soins consécutifs sont venus consolider les résultats obtenus dans une première opération : double gouttière pour assurer la rectitude et favoriser le transport ; moyens d'extension et de contre-extension ; mouvements artificiels ; tuteurs spéciaux ; bonne hygiène ; soins empressés et assidus des parents : tout a été mis en œuvre.

Un ensemble analogue de moyens est habituellement indispensable. Il est malheureusement difficile de le réaliser dans les hôpitaux et surtout de s'y procurer les tuteurs, qui ne servent qu'aux malades pour lesquels on les a construits et dont le prix peut être élevé (le tuteur de Mlle Lambert a coûté 130 francs). Cependant on peut souvent réussir à se procurer ce complément si nécessaire et sans lequel on ne peut entreprendre la cure d'aucune tumeur blanche grave, avec le concours des familles, celui des administrations hospitalières, et surtout avec l'assistance de personnes charitables touchées de la situation de malheureux estropiés qui resteraient incapables de gagner leur vie, si on ne leur donnait pour quelque temps un soutien artificiel.

En résumé, l'observation de nos trois malades confirme les assertions que j'avais émises sur la possibilité de rétablir, sauf dans quelques cas exceptionnels, la direction et la forme des membres dans les tumeurs blanches, par une opération rapide et sans danger. Elle démontre aussi que le rétablissement d'une bonne direction, associée à l'immobilité, fait disparaître les douleurs et les inflammations qu'entretenait la mauvaise direction des jointures.

Quant aux résultats définitifs, c'est-à-dire à la guérison de la maladie et au rétablissement de la marche, les dix semaines qui se sont écoulées depuis l'opération ont été insuffisantes pour les obtenir. Mais on a lieu d'espérer qu'après quelques mois encore, surtout si l'on peut s'aider de toutes les ressources que fournissent la mécanique et l'hygiène, on réussira chez les deux malades atteints de coxalgies. On ne s'étonnera pas que nous soyons encore loin du but chez la petite fille affectée d'une tumeur fongueuse avec abcès du genou : ce n'est pas en quelques semaines et après l'emploi de quelques moyens seulement que l'on peut réussir dans des cas aussi difficiles. Nous avons dit tout ce qu'il resterait encore à faire, et tout ce qu'il serait permis d'espérer en ne négligeant aucune des ressources que la science met à notre disposition.

Tous les traitements qui m'ont procuré des cures véritables, dans des cas difficiles, ont exigé au moins cinq ou six mois.

## OPÉRATIONS FAITES A PARIS D'APRÈS LES PRINCIPES PRÉCÉDEMMENT EXPOSÉS.

Je termine par un coup d'œil rapide jeté sur les opérations qui ont été faites à Paris suivant les méthodes que je me suis appliqué à répandre. Et d'abord les attelles en fil de fer recuit ont dû recevoir de bien nombreuses applications, puisque M. Blanc en a envoyé, dans l'espace de six semaines, cent dix environ, d'après quatre demandes successives de M. Charrière. Ces attelles envoyées de Lyon ne sont pas les seules dont on ait fait usage, puisqu'un fabricant d'instruments de chirurgie, M. Belin, en a fourni un grand nombre en leur faisant subir quelques modifications, qu'il a fait connaître dans la séance du 19 octobre de l'Académie impériale de Médecine.

Ce fabricant, d'après les indications de M. Bergounhioux, a découpé ses attelles dans les toiles métalliques qu'on trouve dans le commerce, et il les a étamées par galvanisation pour éviter les taches de rouille que le fer dépose sur les bandages amidonnés. Je ne vois aucun inconvénient à adopter ces modifications, pourvu que l'on proportionne la force des toiles métalliques, comme nous le faisons pour les attelles en fil de fer, au degré de solidité qu'exige la contention des bandages suivant la force des malades et la nature des articulations sur lesquelles on agit.

Quant aux opérations de redressement immédiat, j'hésite à en mentionner une qui aurait été faite à l'Hôpital des enfants, et dont je n'ai eu connaissance que par un fabricant d'instruments de chirurgie de Berne ; car, le redressement obtenu, on se serait contenté de fixer une attelle en bois, droite et inflexible, à l'aide de bandes appliquées sur la peau. Je ne peux accepter comme une reproduction des méthodes que j'ai conseillées, des redressements suivis de pansements aussi défectueux. Il n'en est pas de même des opérations faites par M. Verneuil et par M. Adolphe Richard.

M. Verneuil a opéré une de ces déformations dans lesquelles la hanche est saine et où la direction vicieuse du fémur est produite par la rétraction primitive et permanente des muscles.

Le redressement immédiat a été parfaitement obtenu pendant l'anesthésie, et il a été maintenu par un bandage soigneusement appliqué. La déformation et les douleurs ont diparu à la suite de cette opération. Elles se sont renouvelées, il est vrai, vers le quinzième jour après que le bandage amidonné eût été enlevé, sans être remplacé par un autre moyen contentif. Mais M. Verneuil n'a pas tardé à regagner les avantages momentanément perdus. Il lui a suffi de réappliquer le bandage depuis le pied jusqu'au sommet de la cuisse, et la malade a pu marcher, avec cette botte rigide, un mois après la première opération.

M. Adolphe Richard est, de tous les chirurgiens des hôpitaux de Paris, celui qui est entré le plus résolûment dans l'application des méthodes nouvelles. Plusieurs fois il a mis en pratique, dans ces deux derniers mois, le redressement des genoux dans les arthrites aiguës ; il a immobilisé, dans la grande gouttière du tronc et des membres inférieurs, un malade atteint de gibbosité vertébrale douloureuse, et il a traité des raideurs chroniques non inflammatoires du genou et du pied par les appareils de mouvement de ces jointures. Je ne fais qu'indiquer ces applications de méthodes publiées depuis longtemps, et qui n'ont pas été l'objet de mes récentes communications.

Quant aux opérations qui rentrent dans cette dernière catégorie, M. A. Richard les a pratiquées sur un grand nombre de malades. Six fois il a opéré le redressement immédiat de coxalgies chroniques avec adhérences plus ou moins solides; il a fait trois fois la même opération sur le genou affecté d'ankylose angulaire, et il a opéré par le redressement extemporané un genou en dedans et un pied plat valgus douloureux.

Comme plusieurs des cas qu'il a entrepris offraient de grandes difficultés, il n'a pas dû se borner aux manœuvres qu'exigent l'assouplissement et le redressement des jointures; il a dû faire des sections tendineuses et musculaires étendues, comme celles des péronniers latéraux dans le pied plat valgus; du triceps, de l'aponévrose fémorale externe, et du biceps dans l'ankylose angulaire du genou; des adducteurs dans l'inclinaison en dedans de la cuisse.

Le traitement de ces divers malades n'est pas encore complet; le temps n'a pas permis de les amener à cette situation où, guéris de la lésion articulaire, et ayant recouvré des formes et des fonctions rapprochées de l'état normal, ils jouissent définitivement des bénéfices de la méthode employée ; mais les résultats immédiats ont été tels qu'il était permis de l'espérer ; et si nous en jugeons par les lettres de l'auteur, le zèle dont il avait été animé dès ses premières tentatives n'a fait que s'accroître par les résultats obtenus. Il se préoccupe des moyens de compléter son arsenal articulaire ; il s'efforce de faire établir à Paris une fabrication qui soit en rapport avec les besoins nouveaux de l'art ; et tout nous fait penser que, soit par son enseignement, soit par les opérations qu'il a faites et qu'il fera dans les hôpitaux et la pratique civile, il donnera droit de cité dans Paris à des méthodes qui continueraient à languir ignorées dans la province, si elles ne recevaient pas un accueil favorable dans la seule ville d'où les idées rayonnent et se popularisent dans la France entière.

# TABLE

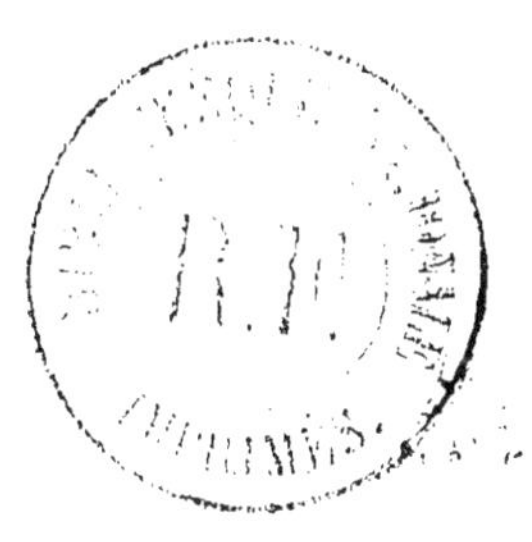

—

ACADÉMIE DES SCIENCES. — *Séance du 16 août 1858.* — Du redressement immédiat et de la cautérisation sous le bandage amidonné dans le traitement des tumeurs blanches des articulations. 1
Redressement immédiat . . . . . . . . . . 3
De la cautérisation sous le bandage amidonné . . 14
Démonstration des pièces apportées par l'auteur. 25

ACADÉMIE IMPÉRIALE DE MÉDECINE. — *Séance du 17 août* 1858. — Des appareils de mouvement dans les déviations de la taille et les dyspnées qui en sont la conséquence . . . . . . 33
Raideur de la colonne et de la poitrine dans les déviations de la taille . . . . . . . . . 47
SOCIÉTÉ DE CHIRURGIE. — *Séance du 18 août* 1858. — Maladies chroniques de la hanche. . . 57
Diagnostic . . . . . . . . . . . . . . . 58
Luxation spontanée. . . . . . . . . . . . 63
Déformations primitives et déformations secondaires 64
Fixation du bassin, assouplissement de la hanche, redressement. . . . . . . . . . . . . 68
Bandage amidonné et traitement consécutif . . . 72
DISCUSSION. . . . . . . . . . . . . . . 76
PREMIÈRE CLINIQUE. — *Jeudi* 19 *août*. — Clinique dans l'amphithéâtre de M. Nélaton. — Coxalgie avec flexion, adduction, ankylose incomplète et inflammation chronique. — Redressement immédiat . . . . . . . . . . . . . . 95
DEUXIÈME CLINIQUE. — *Vendredi* 20 *août*. — Tumeur blanche du genou avec fongosités considérables et avec un trajet fistuleux; flexion, abduction, luxation en arrière et en dehors, anky-

lose incomplète. — Redressement et réduction immédiats, six pastilles de potasse sous le bandage amidonné . . . . . . . . . . . . . 117
TROISIÈME CLINIQUE. — *Mercredi* 1er *septembre.* — Clinique à l'occasion des deux malades opérés les 19 et 20 août précédents. . . . . . . . 127
COMPLÉMENT. — Discussions dans la presse . . 144
Suite de l'observation des trois malades qui ont fait le sujet des cliniques . . . . . . . . . . 156
Opérations faites à Paris d'après les principes précédemment exposés . . . . . . . . . . . 167

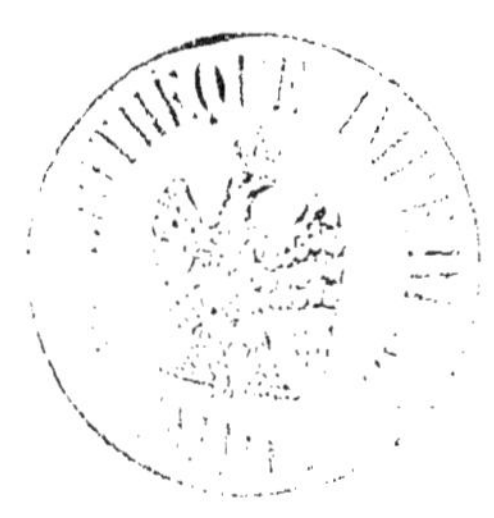

Lyon. — Imp. d'A. Vingtrinier.

www.ingramcontent.com/pod-product-compliance
Ingram Content Group UK Ltd.
Pitfield, Milton Keynes, MK11 3LW, UK
UKHW022021170726
13837UKWH00001B/325

9 782329 138589